ERGEBNISSE
DER INNEREN MEDIZIN
UND KINDERHEILKUNDE

HERAUSGEGEBEN VON

F. KRAUS, O. MINKOWSKI, FR. MÜLLER, H. SAHLI,
A. CZERNY, O. HEUBNER

REDIGIERT VON

TH. BRUGSCH, L. LANGSTEIN, ERICH MEYER, A. SCHITTENHELM
BERLIN   BERLIN   STRASSBURG   KÖNIGSBERG

Sonderabdruck aus Band XIII.

W. Siebert:
Zur Frage der Entstehung diphtherischer Zirkulationsstörungen.

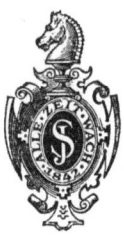

Springer-Verlag Berlin Heidelberg GmbH
1914

ISBN 978-3-662-37062-9　　ISBN 978-3-662-37762-8 (eBook)
DOI 10.1007/978-3-662-37762-8

Ergebnisse der inneren Medizin und Kinderheilkunde.

Inhalt des XIII. Bandes.

IV u. 712 S. gr. 8⁰. Preis M. 24,—; in Halbleder gebunden M. 26,60.

Über die Bildung der Harn- und Gallensteine. Von Professor Dr. L. Lichtwitz. (Mit 18 Abbildungen im Text und auf 8 Tafeln.)
Fettleibigkeit und Entfettungskuren. Von Geheimrat Professor Dr. M. Matthes.
Die entzündlichen Pleuraergüsse im Alter. Von Professor Dr. Hermann Schlesinger.
Die interne Therapie des Ulcus ventriculi. Von Privatdozent Dr. Walter Zweig.
Über einige zur Zeit besonders „aktuelle" Streitfragen aus dem Gebiete der Cholelithiasis. Von Geheimem Sanitätsrat Professor Dr. Hans Kehr.
Die Beeinflussung der Darmmotilität durch Abführ- und Stopfmittel. Von Dr. S. Lang.
Zur Frage der Entstehung diphtherischer Zirkulationsstörungen. Von Dr. W. Siebert. (Mit 3 Abbildungen.)
Über Infektion und Immunität beim Neugeborenen. Von Dr. Franz v. Groër und Dr. Karl Kassowitz.
Der bösartige Symptomenkomplex beim Scharlach. Von Professor Dr. V. Hutinel. (Mit 7 Abbildungen.)
Die Prognose und Therapie der Lues congenita. Von Dr. Ernst Welde.
Katheterismus des Duodenums von Säuglingen. Von Dr. Alfred F. Hess. (Mit 8 Abbildungen.)
Die verschiedenen Melaenaformen im Säuglingsalter. Von Dr. A. Ritter v. Reuss.
Rachitis tarda. Von Prof. Dr. Emil Wieland.
Autoren-, Sach- und Generalregister.

Inhalt des XII. Bandes.

IV u. 990 S. gr. 8⁰. Preis M. 34,—; in Halbleder geb. M. 36,60.

Opsonine und Vaccination. Von Privatdozent Dr. A. Böhme. (Mit 26 Abbildungen.)
Diagnose und Prognose der angeborenen Herzfehler. Von Dr. M. Abelmann.
Das Problem der Übertragung der angeborenen Syphilis. Von Professor Dr. Hans Rietschel.
Über interlobäre Pleuritis. Von Privatdozent Dr. Hans Dietlen. (Mit 20 Abbildungen im Text und 2 Tafeln.)
Pathogenese und Klassifikation der milchartigen Ergüsse. Von Dr. S. Gandin.
Über Relaxatio diaphragmatica (Eventratio diaphragmatica). Von Dr. Johannes Bergmann.
Ergebnisse und Richtlinien der Epilepsietherapie, insbesondere d. Brombehandlung in Verbindung mit salzarmer Kost. Von Dr. A. Ulrich.
Die Beziehungen der Menstruation zu allgemeinen und organischen Erkrankungen. Von Prof. Dr. G. Schickele. (Mit 23 Abbildg.)
Über pathologischen Blutzerfall. Von Privatdozent Dr. W. Meyerstein.
Wesen und Gang der tuberkulösen Infektion bei Entstehung der menschlichen Lungenphthise. Von Privatdozent Dr. A. Bacmeister.
Der Harn des Säuglings. Von Dr. Ernst Mayerhofer.
Das Erythema nodosum. Von Oberarzt Dr. C. Hegler. (Mit 8 Abbildungen im Text und einer Tafel.)
Die Pathologie der Blutgerinnung und ihre klinische Bedeutung. Von Privatdozent Dr. Herm. Küster.
Die Lehre vom Urobilin. Von Privatdozent Dr. Friedr. Meyer-Betz.
Die Albuminurie. Von Privatdozent Dr. Ludwig Jehle. (Mit 32 Abbildungen im Text und einer Tafel.)
Über Ernährungskuren bei Unterernährungszuständen und die Lenhartzsche Ernährungskur. Von Oberarzt Dr. K. Kissling. (Mit 17 Abbildungen.)
Autoren-, Sach- und Generalregister.

Inhalt des XI. Bandes.

IV u. 847 S. gr. 8⁰. Preis M. 32,—; in Halbleder gebunden M. 34,60.

Die Entstehung des Gallensteinleidens. Von Privatdozent Dr. A. Bacmeister. (Mit 4 Abbildungen und 1 Tafel.)
Der respiratorische Gaswechsel im Säuglingsalter. Von Dr. Albert Niemann.
Das Höhenklima als therapeutischer Faktor. Von Privatdozent Dr. Carl Stäubli.
Organische und anorganische Phosphate im Stoffwechsel. Von Dr. Paul Grosser.
Ergebnisse und Probleme der Typhusforschung. Von Stabsarzt Dr. W. Fornet. (Mit 4 Abbildungen.)
Die anatomischen und röntgenologischen Grundlagen für die Diagnostik der Bronchialdrüsentuberkulose beim Kinde. Von Prof. Dr. St. Engel. (Mit 26 Abbildungen und 5 Tafeln.)
Einige neuere Anschauungen über Blutregeneration. Von Prof. Dr. P. Morawitz.
Der Mechanismus der Herzaktion im Kindesalter, seine Physiologie und Pathologie. Von Dr. Adolf F. Hecht. (Mit 2 Abbildungen und 110 Kurven auf Tafeln.)
Symptomatologie und Therapie des Coma diabeticum. Von Privatdozent Dr. L. Blum.
Einrichtungen zur Verhütung der Übertragungen von Infektionskrankheiten in Kinderspitälern und ihre Beurteilung nach den bisher vorliegenden experimentellen Untersuchungen. Von Stabsarzt Dr. Otto Hornemann und Dr. Anna Müller.
Die Pathogenese der Lichtentzündung der Haut. Von Prof. Dr. A. Jesionek.
Die Nebenschilddrüsen. Von Prof. Dr. W. G. Mac Callum.
Das Empyem im Säuglingsalter. Von Dr. Fritz Zybell. (Mit 1 Abbildung.)
Symptomatologie und Pathogenese der Schwindelzustände. Von Professor Dr. M. Rosenfeld.
Über Wachstum, C. Dritter Teil: Das Längenwachstum des Menschen und die Gliederung des menschlichen Körpers. Von Privatdozent Dr. Hans Friedenthal. (Mit 21 Abb.)
Dauerträger und Dauerträgerbehandlung bei Diphtherie. Von Prof. Dr. W. Weichardt und Martin Pape.
Autoren-, Sach- und Genralregister.

Inhalt der früheren Bände siehe 3. und 4. Umschlagseite.

VII. Zur Frage der Entstehung diphtherischer Zirkulationsstörungen*).

Von

W. Siebert-Fürstenberg i. Meckl.

Mit 3 Abbildungen im Text.

Inhaltsübersicht.
Seite
1. Allgemeine Klinik der Zirkulationsstörungen im Früh- und Spätstadium der Diphtherie ... 315
2. Parenchymatöse und interstitielle Herzmuskelveränderungen, sowie Gefäßveränderungen ... 317
3. Herztod als echte Herzvergiftung ... 321
4. Herztod bedingt durch Schädigungen im kardialen nervösen System ... 322
5. Reizleitungssystem und Zirkulationsstörungen ... 324
6. Toxische Vasomotorenlähmung oder primäre Schädigung des Herzens ... 326
7. Bedeutung der Blutdrucksenkung ... 328
8. Rolle der Nebennieren und Adrenalintherapie besonders bei Frühlähmung ... 330
9. Bedeutung der Herzmuskelveränderungen für Spätlähmung. Elektrokardiographisches. Therapeutisches ... 339
10. Schluß ... 347

Literatur.

1. Romberg, Krankheiten des Herzens. Stuttgart 1909.
2. Baginsky, Nothnagels Handb. 2.
3. Heubner, Lehrb. d. Kinderheilk. 1906.
4. Leyden, Zeitschr. f. klin. Med. 1882; Deutsche med. Wochenschr. 1882.
5. Schmaltz, Jahrb. d. Kinderheilk. 45. 1897; Deutsch. Arch. f. klin. Med. 85. S. 10; Sonderabdruck Stadtkrankenhaus Dresden.
6. Romberg, Deutsch. Arch. f. klin. Med. 48. 1891. S. 369. 1892; Deutsche Klinik. 4.
7. Bürger, Mitteil. a. d. Hamburg. Staatskrankenanstalten. 12. 1911.
8. Hayem, Arch. d. phys. norm. et path. 2. 3.
9. Birch-Hirschfeld, Jahresber. d. Gesellsch. f. Naturwissensch. u. Heilk. Dresden 1879.
10. Mosler, Arch. d. Heilk. 1873. 11. Rosenbach, J., Virchows Arch. 70.
12. Martin, Rev. de méd. 1881. 83.
13. Hallwachs, Deutsch. Arch. f. klin. Med. 1899.
14. Ribbert, Mitteil. a. d. Grenzgeb. 5. 1900.
15. Mollard und Regand, Zentralbl. f. inn. Med.
16. Eppinger, Deutsche med. Wochenschr. 1903. 15, 16.
17. Baginsky, Lehrb. d. Kinderheilk. 1905.

---

*) Aus der Direktorialabteilung des Allgemeinen Krankenhauses St. Georg-Hamburg. Direktor: Prof. Dr. Deneke.

18. Aschoff und Tawara, Die heutige Lehre von der pathologisch-anatomischen Grundlage der Herzschwäche. Jena 1906.
19. Rohmer, Jahrb. d. Kinderheilk. 1912; Zeitschr. f. exper. Path. u. Therap. 1912. S. 426 u. f.
20. Fränkel, Münchner med. Wochenschr. 1911. S. 223.
21. Simmonds, Ebenda.
22. Amenomiya, Virchows Arch. 202. 107.
23. Tanaka, Ebenda. 207. Heft 1.   24. Reiche, Med. Klinik 1909. Nr. 49.
25. Simmonds, Virchows Arch. 175. S. 429.
26. Hesse, Jahrb. d. Kinderheilk. 1893. 27. Romberg, Ebenda. 1893. S. 388.
28. Scharpff, Frankfurter Zeitschr. f. Path. 2. Heft 4.
29. Beck und Slapa, Wiener klin. Wochenschr. 1895. Nr. 18.
30. Fennyvessy, Jahrb. f. Kinderheilk. 43.
31. Felsenthal, Der Kinderarzt 1895.
32. Thomas, Baumgartens Jahrb. 1897. S. 275. Ref.
33. Bolton, Lancet 1905.   34. Vulpian, zit. nach 33.
35. Dégérine, zit. nach 33.   36. Thomas, zit. nach 33.
37. Hibbard, zit nach 33.   38. Guttmann, zit. nach 2.
39. Suß, zit. nach 2.
40. Spieler, Jahrb. d. Kinderheilk. 67. 1908.
41. Schöne, Deutsche Klinik. Erg.-Bd. 3. 1912.
42. Veronese, Wiener klin. Wochenschr. 1893. S. 17 u. f.
43. Faber, Jahrb. d. Kinderheilk.   44. Unruh, Ebenda. 20. 1883.
45. Tawara, Reizleitungen des Säugetierherzens. Jena 1906.
46. Aschoff, Med. Klinik 1909. 8 bis 9.
47. Mönckeberg, Unters. üb. d. Atrioventrikularb. i. menschl. Herzen. Jena 1908.
48. Lubarsch, Jahreskurse f. ärztl. Fortbildg. 1911. Heft 1.
49. Kennedy, Lancet 1912. S. 277 u. f.
50. Magnus-Alsleben, Zeitschr. f. klin. Med. 1910. Nr. 69.
51. Sternberg-Löw, Verhandl. d. Deutsch. path. Gesellsch. 1910. 14. Tagung.
52. Price-Mackenzie, Zentralbl. f. Herz- u. Gefäßkrankh. 1912. Nr. 3. Ref.
53. Romberg u. A., Deutsch. Arch. f. klin. Med. 64. S. 652.
54. Steyskal, Zeitschr. f. klin. Med. 44. 51.
55. Rolly, Arch. f. exper. Path. u. Pharm. 42.
56. — und Päßler, Deutsch. Arch. f. klin. Med. 77. S. 96.
57. Iwanowa, Deutsche med. Wochenschr. 1908. Nr. 1.
58. Krehl, Nothnagels Handb. 1901.
59. Bingel, Deutsch. Arch. f. klin. Med. 1904. S. 370.
60. Meyer, Arch. f. exper. Path. u. Pharm. 60. S. 208.
61. Friedemann, Jahrb. f. Kinderheilk. 36. 1893.
62. Brückner, Deutsche med. Wochenschr. 1909. S. 1926.
63. Weigert, Volkmanns Vortr. Inn. Med. Nr. 138.
64. Kolossowa, zit. nach Weigert[64]).
65. Taddei, Arch. f. Kinderheilk. 44. S. 240.
66. Cobliner, Inaug.-Diss. Berlin 1912.
67. Rolleston, Jahrb. f. Kinderheilk. 75. 1912. Ref.
68. Virchow, Virchows Arch. 12. S. 75.   69. Simmonds, Ebenda. 170. S. 242.
70. Roux-Yersin, Ann. Pasteur 1889.
71. Strubell, Zeitschr. f. Hyg. u. Infekt.-Krankh. 65. S. 145; Berliner klin. Wochenschr. 1910. S. 531.
72. Oliver-Schäfer, Journ. of Phys. 16 bis 18.
73. Symonowicz-Cybulski, Anz. d. Krakauer Acad. 1895.
74. Henle, Handbuch der Anatomie.   75. Moore, Journ. of Physiol. 1897.
76. Takamine, Amer. Journ. of Pharm. 1901.
77. Langlois, Compt. rend. Soc. biol. à Paris 1892/93; Arch. f. Physiol. 1894 96.
78. Luksch, Wiener klin. Wochenschr. 1905; Berliner kin. Wochenschr. 1909; Verhandl. d. Deutsch. path. Gesellsch. 1910,

79. Bogomolez, Zieglers Beitr. **38**. 1905.
80. Ehrmann, Arch. f. exper. Path. u. Pharm. **55**. S. 38; Berliner klin. Wochenschrift. **46**. 1909.
81. Hannes, Deutsch. Arch. f. klin. Med. **100**. 1911.
82. Goldzieher, Die Nebennieren. Wiesbaden 1911.
83. Tscheboksaroff, Berliner klin. Wochenschr. 1911. S. 1027.
84. Abramow, Zentralbl. d. ges. inn. Med. **3**. 1912. S. 542.
85. Ribadeau, Dumas, Harvier, Ebenda. **1**. 1912. S. 183.
86. Brown-Sequard, Compt. rend. Soc. biol. à Paris 1856/57.
87. Reichtmann, zit. nach Thomas[90]). 88. Thomas, Zieglers Beitr. **50**.
89. Moltschanoff, Jahrb. d. Kinderheilk. **72**. 1910; **76**. 1912.
90. Meyer, Berliner klin. Wochenschr. 1909. Nr. 26; Arch. f. exper. Path. u. Pharm. **60**. 1909.
91. Heidenhain, Grenzgeb. d. Med. u. Chir. 1908.
92. Pospischill, Wiener klin. Wochenschr. 1908. S. 1046, 1096.
93. Eckert, Therap. Monatshefte 1909; Berliner klin. Wochenschr. 1909.
94. Kauert, Arch. f. klin. Med. **100**. S. 387.
95. Kirchheim, Münchner med. Wochenschr. 1911. Nr. 51.
96. Blumenau, zit. nach Jahrb. d. path. Anat. 1912. S. 496.
97. Colley-Egis, Ebenda.
98. Rossi, Zentralbl. d. ges. inn. Med. **3**. 1912. S. 140.
99. Gaisböck, Therap. Monatshefte 1912.
100. John, Münchner med. Wochenschr. 1909. S. 1208.
101. Nordmann, Zentralbl. f. inn. Med. 1912. S. 1021.
102. Coghlan, Münchner med. Wochenschr. 1912. S. 1877.
103. Hoesch, Deutsche med. Wochenschr. 1911. S. 1683.
104. Beitzke, zit. nach Moltschanoff[91]).
105. Gottlieb, Arch. f. exper. Path. u. Pharm.
106. Neußer-Wiesel, Die Erkrankung der Nebennieren. Wien 1910.
107. Kretzschmer, Versamml. deutsch. Naturf. u. Ärzte. Dresden 1908; Arch. f. exper. Path. u. Pharm. 1907.
108. Januschke, zit. nach Moltschanoff[91]).
109. Riegel, Volkmanns Samml. klin. Vortr. 1898. Nr. 227.
110. Maixner, Zur Pathogenese der Herzarhythmie. Prag 1903.
111. Kluge, Beitrag zu den Störungen der Herztätigkeit nach Diphtherie. Inaug. Diss. Halle 1908.
112. Kepinow, Arch. f. exper. Path. u. Pharm. 1912. S. 247.
113. Willebrand, Zentralbl. d. ges. inn. Med. **3**. 1912. S. 123.
114. Mohr, Zeitschr. f. ärztl. Fortbildg. 1912. S. 677.
115. Förster, Deutsch. Arch. f. klin. Med. 1906.

1. Allgemeine Klinik der Zirkulationsstörungen im Früh- und Spätstadium der Diphtherie.

Unter den im Verlauf der Diphtherie auftretenden Komplikationen und Nachkrankheiten stehen Erkrankungen der Kreislauforgane nicht allein hinsichtlich der Häufigkeit, sondern vornehmlich wegen ihres für das Leben höchst bedrohlichen Charakters an erster Stelle. Im allgemeinen kann man hier zwei Etappen der Kreislaufstörungen unterscheiden; die erste bezeichnet die auf der Höhe der Krankheit einsetzende Herzlähmung, die zweite jene berüchtigte, oft überraschende Herzschwäche in der Zeit der Rekonvaleszenz. Beide sind besonders heimtückisch, das Leben gefährdend, und treten durchaus nicht nur bei

Fällen auf, die von Beginn an schwer erschienen, sondern werden, vornehmlich in der Spätperiode, auch dort beobachtet, wo nach dem bisherigen Krankheitsbilde ein leichterer Ablauf der Erkrankung vermutet werden konnte.

Die Frühlähmung pflegt in der 1. Woche, zuweilen schon am 2. oder 3. Tage und dann in der Regel bei jenen Krankheitszuständen einzusetzen, die als Diphtheria gravissima das Bild der schwersten, akuten, durch das Diphtherietoxin bedingten Allgemeinvergiftung bieten. Eine auffallende Veränderung geht mit dem Kranken vor sich, er erbricht, klagt über Leibschmerzen, auch Nasenbluten und verfällt in einen völlig apathischen Zustand. In diesem verharrt er totenbleich und aufs äußerste ermattet. Die Haut ist kühl, der Puls frequent, klein, leicht unterdrückbar. In fortschreitendem Verfall wird die Schlagfolge unregelmäßig, Galopprhythmus tritt auf, und unter unaufhaltsam fortschreitendem, extremem Sinken des Blutdrucks versiegt die Herzkraft oft bei erhaltenem Bewußtsein. Diese stetig vorwärtsdrängende Auflösung imponiert als Ausdruck schwerster Vergiftung durch das Diphtherietoxin, ebenso ein ganz plötzlich auftretender Exitus, der als Diphtherieherztod von jeher im Verlauf dieser Erkrankung besonders gefürchtet wird.

Übersteht der Kranke diese Störungen im Fieberstadium, oder kommt er ohne eine derartige Attacke der Herzschwäche über diese Krankheitsperiode hinweg, so droht ihm mit an erster Stelle in der Reihe der diphtherischen Nachkrankheiten eine Ende der 2. oder zum Beginn der 3. Woche, selbst noch nach 5 bis 6 Wochen und später einsetzende Herzschwäche, die ihn in äußerste Lebensgefahr bringt. Während der Kranke sich anscheinend schon erholt hatte, tritt bei einer plötzlichen Muskelbewegung oder nach geringfügigen körperlichen Anstrengungen, z. B. Aufrichten im Bett oder Verlassen desselben, jäher Verfall ein. Die Kranken erblassen, erbrechen und äußern Schmerzen im „Leib", sowie Druck, selbst starke Empfindlichkeit in der Gegend der Leber, die anschwillt. Am Herzen läßt sich eine oft beträchtliche und zuweilen schnell zunehmende Dilatation nachweisen. Das Herz fließt förmlich auseinander und zeigt im Röntgenbild eine beträchtliche Verdünnung seiner Wand (Romberg[1]). Die Herztöne sind schwach mit akzidentellen Geräuschen. Der Puls, meist beschleunigt, als besonders ominöses Zeichen auch verlangsamt, weist eine zunehmende und hier charakteristische, beträchtliche Irregularität, auch Galopprhythmus, auf. Die Harnmenge nimmt bei steigender Albuminurie ab.

Neben der unaufhaltsam erlahmenden Herztätigkeit mit stetem Sinken des Blutdrucks besteht eine auffallende Apathie. Der totenbleich mit kühlen Extremitäten und gläsernen Augen unbeweglich verharrende Kranke gleicht nach einem Ausspruch Baginskys[2]) einem lebendigen Leichnam. Tritt in diesem Zustand der Exitus nicht ein oder überstehen die Kranken einen leichteren Anfall, so können in Pausen abwechselnd Kollapszustände und Erholung folgen. Dieses Schweben zwischen Leben und Tod kann sich selbst über Wochen hinziehen, bis schließlich unter zunehmendem Verfall und allgemeinem Marasmus langsam die Herzkraft versiegt. Das Leben erlischt wie ein Licht (Heubner[3]).

Neben diesen mehr oder weniger langsam zum letalen Ausgang führenden Fällen erfolgt jedoch in der Rekonvaleszenz ebenso wie im Fieberstadium der Exitus zuweilen auch schlagartig plötzlich ohne besondere oder vielmehr bei an sich geringfügigen Vorboten, die gelegentlich übersehen werden oder denen als alltägliche Erscheinungen keine Bedeutung beigemessen wird, zumal wenn keine wesentlichen Allgemeinerscheinungen bestehen. Die in die Spätzeit fallende postdiphtherische Herzlähmung ist allgemein gefürchtet wegen ihres nach Ablauf der eigentlichen Erkrankung überraschenden Einsetzens, ihres bösartigen Charakters und der Machtlosigkeit der Therapie ihr gegenüber. Noch am 43. Krankheitstage sah Heubner[3]) einen plötzlichen Herztod.

2. Parenchymatöse und interstitielle Herzmuskelveränderungen; Gefäßveränderungen.

Diese auffallende, oft verderbenbringende Beteiligung des Zirkulationsapparates bei Diphtherie hat die Gemüter stets besonders erregt und frühzeitig zu anatomischen Untersuchungen des Herzens Veranlassung gegeben. Die ersten diesbezüglichen Beobachtungen beschränkten sich auf den makroskopischen Befund und suchten den Herztod bei Diphtherie durch die verschiedensten Momente zu erklären, z. B. Herzthrombose, Fibringerinnsel im Herzen, Blutextravasate in der Herzmuskulatur, Schlaffheit der Wandungen, Endokarditis usw. Erst mikroskopische Arbeiten, die jetzt in reicher Zahl vorliegen und über die sich bei Leyden[4]), Schmaltz[5]), Romberg[6]) und Bürger[7]) eingehendere Literaturhinweise finden, deuten auf weitgehende Veränderungen am Herzen hin. Diese zeigen sich nach längerem Bestehen der Erkrankung besonders ausgebildet, während bei ganz früh einsetzender und rapid verlaufender Herzlähmung der anatomische Befund oft keine oder nicht genügende Anhaltspunkte bot, um den Verfall der Leistungen des Herzens zu erklären.

Dort, wo im Verlauf des Leidens Herzveränderungen mikroskopisch nachgewiesen wurden, werden sie gesehen in einer fettigen und wachsartigen Degeneration der Muskelfasern mit Auffaserung, Körnung, Vakuolenbildung, Schwund der Querstreifung, sowie in Veränderungen der Muskelkerne. Gegenüber diesen parenchymatösen Vorgängen wird von anderer Seite interstitiellen Prozessen eine für den diphtherischen Herztod ausschlaggebende Bedeutung zugemessen. Diese Veränderungen im interstitiellen Gewebe mit oder ohne gleichzeitige Erkrankung des Herzmuskelgewebes bestehen in entzündlicher Infiltration des Zwischengewebes mit Zellanhäufung sowie in Schwellung, ödematöser Durchtränkung und Wucherung des Bindegewebes. Durch Sklerosierung dieses Gewebes bildet sich im Verein mit dem bindegewebigen Ersatz der zerstörten Muskelfasern die Grundlage der myokarditischen Schwiele.

Die interstitiellen Vorgänge sind bereits von Hayem[8]), Birch-Hirschfeld[9]), Leyden[4]) u. a. als primäre Erscheinungen in den Vordergrund der pathologisch-anatomischen Betrachtung gerückt worden. Später hat dann Romberg[6]) neben parenchymatösen Veränderungen der Herzmuskelfasern, wie sie vordem von Mosler[10]), Rosenbach[11]) u. a. beschrieben worden sind, das Bestehen einer echten akuten interstitiellen Myokarditis betont. Hier waren die verfetteten und Kernveränderungen aufweisenden Muskelfasern durch eine reichliche Zellinfiltration des interstitiellen Gewebes auseinander gedrängt worden, die durch Ansammlung von Lymphocyten und Wucherung der Bindegewebszellen entstanden war. Stellenweise fanden sich in ihr auch nekrotische Prozesse mit vergrößerten Zellen, die Romberg[6]) als Ausdruck einer Schädigung des Myokard auffaßt. An Stelle des interstitiellen Infiltrates tritt später Verdickung des Herzbindegewebes. Parenchymatöse Degeneration und interstitielle Myokarditis waren in den von Romberg[6]) beobachteten Fällen um so beträchtlicher, je später der Tod eingetreten war, besonders die Myokarditis, die am 6. bis 9. Tage begann, war in der 3. Woche am stärksten ausgebildet. Gleichzeitig bestanden in den von ihm untersuchten Herzen noch peri- und endokarditische Prozesse, und in fast der Hälfte der Fälle Veränderungen an den perikardialen Nerven als Perineuritis.

Die Befunde Rombergs[6]) hat Hallwachs[13]) bestätigt. Er fand derartige Veränderungen besonders in der Rekonvaleszenz, zuweilen aber schon in der Fieberzeit entwickelt, ohne daß sie hier sichere klinische Erscheinungen gemacht hatten.

Ribbert[14]) setzt sich zu Romberg[6]) und Hallwachs[13]) in einen gewissen Gegensatz, insofern er das Wesentliche der Myokarderkrankung bei Diphtherie nicht in einer selbständigen interstitiellen Myokarditis, sondern in einer fettigen oder wachsartigen Degeneration des Muskelgewebes sieht; besonders die Wachsdegeneration, auf die schon Rosenbach[11]) hingewiesen hat, war in seinen Fällen von ausschlaggebendem Umfang. Die interstitiellen Prozesse hatten sich nach seiner Auffassung erst sekundär an primäre Zerfallsvorgänge der Muskulatur angeschlossen. Dem Untergang der Muskelfasern folgen Bindegewebswucherung und Schwielenbildung, sind also sekundärer Natur. Die von Hayem[8]), Birch-Hirschfeld[9]) und Romberg[6]) als besonderes Charakteristikum der primären Myokarditis hervorgehobene zellige Infiltration steht nach Ribbert[14]) in keiner Beziehung zur Myokarderkrankung, sondern ist der Ausdruck lymphatischer Herdchen.

Für eine primäre, mitunter ausschließliche Schädigung der Muskelfasern treten auch Mollard und Regand[15]) ein, die bei ihren experimentellen Untersuchungen keinerlei interstitielle Veränderungen fanden.

In eingehenden Untersuchungen beschreibt Eppinger[16]) eine im Stadium der Rekonvaleszenz zu beobachtende Auflösung von Muskelfasern mit Unterbrechungen im Verlauf der letzteren und Bildung wirklicher Gewebslücken. Diese Myolyse, deren Beginn für ihn ein toxisches Ödem ist, während sie selbst der Abschluß sämtlicher Herzprozesse ist, war bei seinen Beobachtungen recht beträchtlich und beweist die Vorliebe des Diphtherietoxins für die Muskelfasern des Herzens entweder durch direkte Wirkung oder durch Vermittlung des toxischen Ödems. Eppinger[16]) bezeichnet ebenso wie Ribbert[14]) die sogenannte Myokarditis als eine sekundäre reaktive Erscheinung.

Romberg[1]) hält Eppingers[16]) Myolyse mit der in seinen Beobachtungen gefundenen vakuolären Entartung vielleicht für identisch. Ebenso glaubt Baginsky[17]) hier eine gewisse Übereinstimmung mit den von ihm als Fragmentation des Herzmuskels mit völliger Auflösung und Unterbrechung der Muskelfasern beschriebenen Befunden zu erblicken.

Hingegen konnten Aschoff und Tawara[18]), die sonst schwere parenchymatöse und interstitielle Veränderungen in einem hohen Prozentsatz fanden, und ebenso Rohmer[19]) und Fränkel[20]) diese Myolyse nicht bestätigen. Simmonds[21]) schließt sich zwar nicht der Hypothese Eppingers[16]) an, daß ein im Herzmuskel sich bildendes Ödem die Faserauflösung bedingt, hält aber die Bezeichnung „Myolysis cordis diphtherica" für nicht unzweckmäßig, da auch er eigenartige Zerfallsvorgänge an den Muskelfasern beobachtet hat, denen er als toxischen Verfall wie auch sonst eine äußerst wichtige Rolle zuerkennt.

Bürger[7]) hat als Schüler von Simmonds an dem pathologischen Institut des hiesigen Krankenhauses interessante und bedeutungsvolle Untersuchungen über Herzfleischveränderungen bei Diphtherie angestellt. Er wies primär Muskelzerfall mit Bildung von Lücken nach. In diesen fanden sich einige Tage nach der Entfieberung dichtgedrängte Kernhaufen, die überwiegend aus Muskelkernen und Plasmazellen bestanden. Sonstige Zellelemente, die teils dem Interstitium angehörten, teils junge Fibroblasten vorstellten, waren spärlich. Diese Erscheinungen waren Ende der 1. oder Anfang der 2. Woche deutlich ausgesprochen. Später (3. bis 4. Woche) zeigte sich die ganze Muskulatur auseinandergezogen; in den Lücken fanden sich reichlich Fibroblasten und ein feines Netz junger Bindegewebsfibrillen, dazwischen waren, allerdings spärlich, Kerne gestreut, die Bürger als die noch vorhandenen Kerne von zerfallenen Muskelfasern anspricht. In noch weiter vorgeschrittenem Stadium (6 bis 7 Wochen) hatten sich die überlebenden Muskelfasern wieder fester zusammengezogen und das Bindegewebe sich stellenweise zu deutlichen Bündeln ausgebildet. Untersuchungen an Herzen von Pferden, die zwecks Serumgewinnung mit Diphtheriegift behandelt waren, ließen überall eine ödematöse Auseinanderdrängung der Muskelfasern erkennen und bestätigten die Myolysis cordis, die jedoch nach Meinung des Untersuchers nicht mit der gewöhnlichen parenchymatösen Degeneration zu verwechseln ist, da bei letzterer die Kerne mit ergriffen sind, während sie im vorliegenden intakt waren. Eine echte interstitielle Myocarditis diphtherica war in den Fällen mit sterilem Leichenblut nicht nachweisbar, ebensowenig ließen sich Schädigungen des Herzens durch das Heilserum, an die man verschiedentlich zur Erklärung des postdiphtherischen Herztodes gedacht hat, **anatomisch feststellen.**

Neuerdings haben auch Amenomiya[22]) und Tanaka[23]) das Überwiegen parenchymatöser Veränderungen hervorgehoben, insofern bei ihren Untersuchungen unter den pathologischen Veränderungen des Diphtherieherzens eine fettige Degeneration der Muskelfasern an erster Stelle stand, während eine später auftretende interstitielle Myokarditis mit Bindegewebswucherung sekundärer Natur war. Eine interstitielle Zellinfiltration wird von Tanaka als Symptom des infektiösen Prozesses erklärt ohne Beziehung zum Muskelzerfall.

Eine gelegentlich erwähnte Endokarditis ist wohl in der Regel ein Zeichen einer sekundären Infektion, bei der Streptokokken überwiegen. Auf das Bestehen derartiger Mischinfektionen hat Reiche[24]) hingewiesen, der bei 61 von 100 Leichen im Herzblut besonders Streptokokken und andere Eitererreger fand. Auch Simmonds[25]) hat früher schon unter 68 letal verlaufenden Fällen 38 mal Streptokokken nachgewiesen. Man wird sich daher dort, wo man die Einwirkung des Diphtherietoxins auf das Herz studieren will, erst über das Fehlen resp. die Anwesenheit derartiger Erreger vergewissern. Ich teile die Vermutung Bürgers, daß bei manchen als interstitielle Myokarditis beschriebenen Befunden ein durch Streptokokkenerreger mitbedingter Prozeß vorgelegen hat, bei dem ja eine interstitielle Myokarditis nicht zu den Sonderheiten gehört.

Die aus den anatomischen Befunden hergeleiteten Widersprüche lassen sich vielleicht hier und da als Folgen der angewandten Untersuchungsmethoden erklären. Ich habe jedoch mehr den Eindruck, daß die Gegensätze nicht zum mindesten dadurch entstanden sind, daß die anatomischen Untersuchungen seitens der einzelnen Forscher bei Herzen verschiedener Krankheitsstadien vorgenommen worden sind, wo nach den Ergebnissen der Mehrzahl der Untersuchungen die Befunde zum Teil recht verschieden sind. So pflegen in den ersten Tagen der Erkrankung anatomische Veränderungen oft zu fehlen oder sind nur in geringem Umfange nachweisbar. Allerdings ist zuweilen schon in den ersten Tagen eine Fettinfiltration am Herzen beobachtet worden, und Bürger[7]) sah bei Fällen, die am 4. bzw. 5. Tage zum Exitus kamen, also einer schnellen Giftwirkung zum Opfer gefallen waren, die von ihm beschriebenen degenerativen Vorgänge, jedoch war es hier noch nicht zu der von ihm sonst als charakteristisch für das Diphtherieherz bezeichneten Lückenbildung gekommen. Man würde nach diesen Beobachtungen Bürgers[7]) in den Fällen, die einer besonders schnellen Wirkung des Diphtherietoxins bereits in den allerersten Tagen der Erkrankung erliegen, immerhin schon an die Anfänge einer Myolyse denken können, wenngleich von anderer Seite anatomische Veränderungen im Frühstadium der Erkrankung in der Regel vermißt worden sind. Sonst tritt eine in ihrer Ausdehnung und Wirkung intensivere Auflösung der Muskelfasern erst gegen Ende der 1. bzw. im Verlauf der zweiten Woche mehr hervor. Daneben werden sich nach den Ergebnissen der anderen Untersucher allmählich, besonders aber im vorgeschrittenen Krankheitsstadium, auch interstitielle Veränderungen einstellen. Es sei jedoch dahingestellt, ob Mischinfektionen bei ihrer Entstehung mitspielen oder ob sie nach Ribbert[14]), Eppinger[16]), Bürger[7]), Amenomiya[22]), Tanaka[23]) hinsichtlich der deletären Wirkung des Diphtherietoxins auf das Herz mehr sekundärer Natur sind im Gegensatz zu den Anschauungen von Romberg[1, 6]) und Hallwachs[13]), die für eine primäre interstitielle Myokarditis eintreten. Mehr Übereinstimmung herrscht insofern, als die verschiedenen akuten Veränderungen am Herzen Ende der 2. oder 3. Woche im allgemeinen ihren Höhepunkt erreichen; also etwa zur Zeit jener bei der Diphtherie durch ihre Schwere gefürchteten und ihren Anblick erschreckend wirkenden Spätlähmung des Herzens.

In der Regel werden im weiteren Verlauf der Erkrankung anfangs die parenchymatösen Veränderungen überwiegen und sich später die interstitiellen hinzugesellen. Aus der Vereinigung dieser Läsionen entstehen dann die oft recht mannigfachen Bilder, die von den einzelnen Beobachtern in der einen oder anderen vorstehend angeführten Richtung gedeutet worden sind, wobei jedoch allen Befunden die Schwere und Ausdehnung der durch das Diphtheriegift am Herzen gesetzten Schädigungen gemeinsam waren. Auf der Höhe, die die degenerativen Prozesse etwa in der 3. Woche erreichen, pflegen sie sich mehr oder weniger lange unverändert zu halten, bis dann, besonders bei Neigung zur Besserung, die Muskelfasern sich wieder fester zusammenziehen oder teilweise durch Bindegewebe ersetzt werden, das sich auch sonst zu Bündeln ausdifferenziert. Leyden[4]), Romberg[1, 6]) u. a. fanden diffuse Sklerose des Bindegewebes und myokarditische Schwielen an Stelle der zugrunde gegangenen Muskulatur. Die Schwielenbildung war oft ziemlich umfangreich. Allmählich tritt langsam Vernarbung ein. Nach allem erfolgt ein Übergang in einen Zustand, der als Ersatz für das untergegangene contractile Gewebe einigermaßen in Betracht kommt, meist recht zögernd.

Auf ein Ergriffensein der Gefäße ist gleichfalls hingewiesen worden. Bereits Hesse[26]) hebt besonders bei akuten, schnell tödlich verlaufenen Fällen eine Alteration der Gefäße als Zeichen schwerer Beeinträchtigung derselben hervor. Dies hat Romberg[27]), der im übrigen[6]) endarteriitische Prozesse, wie sie sonst besonders von den Franzosen (Martin[12] u. a.) beschrieben worden sind, nicht sicher nachweisen konnte, zu der Äußerung veranlaßt, daß die Gefäßveränderungen Hesses[26]) auf unrichtiger Deutung der mikroskopischen Bilder beruhen. Scharpff[28]) wiederum beobachtete bei Diphtherie in erster Linie an den Gefäßen diffuse endarteriitische Veränderungen der Intima mit Unterbrechung der Elastica interna und spricht von der Möglichkeit eines Ödems der Gefäßwand. Auch Mollard und Regand[15]) fanden häufig Veränderungen an den kleinen Arterien.

3. Herztod als echte Herzvergiftung.

Die ausgedehnten anatomischen Prozesse am Herzen gaben vielen Forschern über die bei der Diphtherie beobachteten Kreislaufstörungen besonders dort genügend Rechenschaft, wo es sich um eine längere

Krankheitsdauer und mehr chronischen Verlauf der Störungen handelte. Daneben wurden jedoch immer erneut Stimmen laut, die den plötzlichen Eintritt eines Herzkollapses durch diese Veränderungen keineswegs hinreichend erklärt fanden, zumal zur Ausbildung derartiger degenerativer Vorgänge immerhin ein gewisser Zeitraum erforderlich ist. Besonders die ursächliche Begründung der in den ersten Tagen der Erkrankung auftretenden Zirkulationsstörungen stieß auf Schwierigkeiten, da ja in dieser Zeit ein makroskopischer und mikroskopischer Befund oft vermißt wurde oder zur Klärung des Krankheitsbildes unzulänglich erschien. Es lag ohne weiteres auf der Hand, daß eine bloße Temperaturwirkung derartig stürmische Erscheinungen nicht hervorrufen konnte. Auch die Annahme, daß ein Herz auf Toxine, die von den Fiebererregern erzeugt werden, verschieden reagiert, war in diesem Sinne unzureichend. Allgemein galt jedoch von jeher das Diphtherietoxin als ein exquisites Herzgift, und dementsprechend ist dann auch der größte Teil der Herzsymptome in allen Stadien der Erkrankung als Folge der Intoxikation aufgefaßt worden. Darüber gingen jedoch die Meinungen auseinander, ob die Schwere der Infektion an sich ausreicht, um eine funktionelle Störung der Contractionskraft des Herzens zu bewirken, oder ob eine spezifische Toxinwirkung auf die endokardialen Herznerven bzw. die Herzganglien besonders bei dem plötzlichen Kollaps in erster Linie angenommen werden muß. Überhaupt ist bei den im Gefolge von Infektionskrankheiten auftretenden plötzlichen Todesfällen gelegentlich an den Einfluß eines neuroparalytischen Reflexes gedacht worden.

Die Auffassung, daß die Ursache für den Herztod der Diphtheriekranken in einer echten Herzvergiftung zu suchen ist, hat besonders Hesse[26]) vertreten, da keiner der erwähnten Prozesse für ihn dort konstant war, wo ein Herztod sich ereignet hatte. Diese Veränderungen gehen nach seiner Meinung nebenher und erklären unter Umständen wohl spätere Erkrankungszustände, besonders anschließende chronische Herzkrankheiten. Auch Beck und Slapa[29]) sowie Fennyvessy[30]) treten für eine funktionelle Störung der Herztätigkeit durch bloße Giftwirkung ein. Die beiden ersteren nehmen hierbei Ernährungsstörungen in den den Herzmuskel innervierenden Nervenzentren als besondere Ursache der Herzlähmung an. Felsenthal[31]) und Thomas[32]) sprechen sich ebenfalls für eine Giftwirkung der Toxine auf das Herz aus und sehen hierin die Ursache des plötzlichen Todes bei Diphtherie.

4. Herztod bedingt durch Schädigungen im kardialen nervösen System.

Neben der erwähnten Annahme einer direkten Wirkung des Toxins auf die endokardialen Nerven ist auch eine Schädigung des extrakardialen Nervensystems für die Herzlähmung verantwortlich gemacht worden. So wird verschiedentlich eine akute Degeneration im Zentralnervensystem inkl. des motorischen Vaguskernes als Grundlage des

Herztodes angesprochen. Bolton[33]) wie zuvor Vulpian[34]) und Dégérine[35]) haben akute degenerative Veränderungen in der Medulla oblongata mit Ergriffensein des Vaguskernes beschrieben; diese Veränderungen fehlten nach Bolton[33]) fast ganz bei Diphtheriekranken, die ohne Zeichen allgemeiner Intoxikation an Asphyxie verstorben waren. Der Vagus selbst war in Boltons Fällen intakt, während eine ausgedehnte Verfettung des Herzens bestand. Über entzündliche Veränderungen des Vagus haben Thomas[36]) und Hibbard[37]) berichtet. Guttmann[38]) und Suß[39]) haben gelegentlich auf Veränderungen in diesem Nerven beim Exitus Gewicht gelegt. Besonders die Franzosen, u. a. Charcot, haben an Vaguslähmung gedacht, während Heubner[3]) und Rohmer[19]) Gegner dieses Begriffes sind. Heubner[3]) betont allerdings bei der Frage, warum eine Schädigung des Herzens bald rasch und früh, bzw. langsam und spät einsetzt, daß eine Vergiftung nervöser Substanz in ganz ähnlicher Weise variierende Wirkungen haben kann.

Der Annahme einer Vaguslähmung ist entgegengehalten worden, daß hierfür keine klinisch einwandfreien Beobachtungen und beweisende Sektionsbefunde vorliegen. Hierzu hat Spieler[40]) kürzlich bekannt gegeben, daß er bei 3 Fällen mit Diphtherieherztod stets hochgradige Degeneration der Nervi vagi gefunden hat, der er als Ursache des Herztodes mehr Berechtigung wie der Herzmuskeldegeneration einräumt. Er glaubt anscheinend an eine peripher-neuritische Natur derartiger Herzlähmungen. So mißt er Veränderungen, die sich in einem dieser Fälle auch im Accessorius und in einem andern mit septischer Diphtherie im Nervus palatinus fanden, eine entsprechende Bedeutung für die Entstehung postdiphtherischer Lähmungen bei und betont, daß der gewöhnliche Beginn der Lähmungen im Rachen mit der frühzeitigen Erkrankung der dem Gifte am stärksten ausgesetzten Nerven dieser Gegend zusammenhänge. Schöne[41]) tritt neuerdings dafür ein, daß in späterer Zeit der Erkrankung auftretende Herzerscheinungen (Arhythmie, Tachykardie) auf Schädigung des Vagus hinweisen und zu den peripheren Lähmungen zu rechnen sind; er faßt die Ende der 2. Woche mit einer gewissen Regelmäßigkeit auftretende postdiphtherische Herzschwäche als nervöse Lähmung, und zwar als früheste und gefährlichste, auf. Faber[43]) sieht eine tödliche Spätwirkung des Diphtherietoxins in einer Lähmung der Muskeln bedingt durch Gifteinwirkung auf die peripheren Nerven.

Die Frage, inwiefern man bei der diphtherischen Herzlähmung an eine Mitbeteiligung des Nervensystems denken könnte, ist bereits frühzeitig erörtert worden. Schon Unruh[44]) hat sich gegen eine Neurose des Herzens ausgesprochen; maßgebend war für ihn, daß Herzstörungen oft zu einer Zeit eintreten, wo Gaumensegellähmungen nicht vorzukommen pflegen, und alle Fälle, ob tödlich oder nicht, die gleichen Symptome boten, die auf ausgesprochene Erkrankung des Herzfleisches bezogen werden mußten. Besonders wies er hierbei auf die lange, alles andere überdauernde Verbreiterung hin. Nur auf Affektion des Vagus könnten nach seiner Meinung die Erscheinungen hindeuten, allerdings wirft er hierbei die Frage auf, warum gerade ausschließlich und zuerst die zum Herzen führenden Fasern erkranken. Andererseits ist Veronese[42]) bereits für einen der Diphtherie zukommenden, schädigenden Einfluß auf das Nervensystem eingetreten, insofern er glaubte, daß Erkrankungen des Sympathicus bei postdiphtherischer Herzlähmung eine Rolle spielen.

5. Reizleitungssystem und Zirkulationsstörungen.

Dieser Widerstreit der Anschauungen hat eine einheitliche Auffassung über den Diphtherieherztod nicht aufkommen lassen. Besonders ein oft beobachtetes Mißverhältnis zwischen der Schwere der Erkrankung und den anatomischen Verhältnissen hat einer Klärung entgegengewirkt, insofern bei Fällen mit beträchtlicher fettiger Degeneration des Herzens Kreislaufstörungen nicht beobachtet wurden oder bei plötzlichen Todesfällen die Veränderungen am Herzen recht geringe und für die Erklärung dieses Ausganges unzulängliche waren. Am meisten zu denken gab die ursächliche Begründung des plötzlichen Erlahmens, zumal hier das Herz zuweilen bis kurz vor dem Exitus keine oder nicht im Verhältnis zu dem plötzlichen Ausgang stehende funktionelle Störungen hatte erkennen lassen. Man kam daher immer erneut zu dem Glauben zurück, daß derartige Zufälle durch toxisch bedingte Veränderungen an Nerven ausgelöst sein könnten. Bei diesem Gedankengange wurde die Aufmerksamkeit allmählich auf das Atrioventrikularbündel gelenkt, um so mehr, da gewisse klinische Erscheinungen — Arhythmie mit Extrasystolen — auf dieses hinzudeuten schienen und Tawara[45]) bei Untersuchungen an Myokardherzen, besonders zur Erklärung plötzlicher Herzschwäche, auf das Bündel verwiesen hatte. Dieser Forscher teilt mit Aschoff[46]) die Anschauung, daß bei einem derartigen Versagen des Herzens Zerstörungen des Reizleitungssystems beteiligt sind. Aschoff vermutet, daß vielleicht ausgedehnte Zerstörungen zahlreicher Äste plötzlichen Herztod zur Folge haben können. Mönckeberg[47]), der vornehmlich eine weitgehende Selbständigkeit der Bündelelemente gegenüber dem Myokard bei Myokarditis betont, glaubt eine häufige Ursache für plötzliche Todesfälle bei Diphtherie in einer isoliert vorkommenden fettigen Entartung des Überleitungssystems sehen zu müssen, die nach seiner Meinung unter Umständen der einzige Ausdruck der Schädigung des Herzens durch Diphtherietoxin sein kann. Lubarsch[48]) beobachtete gleichfalls bei akuter diphtherischer Herzschwäche eine sehr starke, fast ganz auf das Bündel beschränkte Verfettung, während im eigentlichen Myokard krankhafte Veränderungen fehlten. Über Herzblock bei Diphtherie mit frischer Entzündung des Tawaraschen Knotens und Hisschen Bündels berichtet Kennedy[49]). Ähnlich äußert sich Magnus-Alsleben[50]), der in einem Falle mit vollkommener Dissoziation, die allerdings nicht dauernd bestand, ausgebreitete wachsartige Degeneration des Hisschen Bündels fand, wodurch ihm das zeitweise völlige Versagen der Leitfähigkeit erklärlich schien. Auch Schöne[41]) billigt für das Entstehen des Ende der 1. und in der 2. Woche wie späterhin auftretenden

Wechsels in der Pulsfrequenz dem Reizleitungssystem neben einer Schädigung der Herzmuskelzellen eine besondere Rolle zu. Hingegen schließen Sternberg und Löw[51]) in den von ihnen untersuchten Fällen einen Zusammenhang zwischen Reizleitungssystem und plötzlichem Herztod aus. Sie halten einen solchen auch sonst für unwahrscheinlich, obwohl sie bei postdiphtherischem Herztod mit einer gewissen Regelmäßigkeit Veränderungen am Atrioventrikularbündel neben einer allerdings stets vorhandenen Degeneration der Herzmuskulatur feststellen konnten. Der Auffassung Mönckebergs[47]) tritt Amenomiya[22]) entgegen, da er niemals eine alleinige Verfettung des Bündels, sondern nur eine solche im Verein mit der Herzmuskulatur angetroffen hat. Nach seiner Meinung bedingt fettige Veränderung der Muskulatur in Verbindung mit der des Bündels die diphtherische Herzschwäche; die Verfettung des Reizleitungssystems ist nicht eine ausschließliche, wohl aber eine der Ursachen der letzteren. Dem Atrioventrikularsystem hat Bürger[7]) gleichfalls seine Aufmerksamkeit zugewandt. Er fand jedoch in der Stärke und Art des Befallenseins keine hervorstechenden Unterschiede zwischen den Bestandteilen desselben und den übrigen der Herzmuskulatur. Eine gewisse Selbständigkeit des Bündels wird bei pathologischen Veränderungen des Diphtherieherzens von Tanaka[23]) zugegeben, aber ein plötzliches Erlahmen kann nach seiner Meinung sicherlich durch die Veränderungen des Myokard ohne gleichzeitige Bündelläsion erfolgen; auch Herzarhythmien äußern sich gelegentlich ohne wesentliche Veränderungen des Bündels. Price und Mackenzie[52]) berichten, daß an dem Herzen einer Diphtheriekranken, bei der die Symptome des Herzblocks deutlich ausgeprägt waren, das Reizleitungssystem nicht verändert, wohl aber das Myokard in der nächsten Umgebung desselben erkrankt war.

Die Frage, ob eine spezifische Neigung des Diphtherietoxins zum Atrioventrikularbündel besteht und inwiefern Zerstörungen desselben für den Herztod verantwortlich sind, hat Rohmer[19]) u. a. mit Hilfe des Elektrokardiographen geprüft. Er konnte jedoch keine besondere Vorliebe des Diphtheriegiftes für das Reizleitungssystem feststellen. An dem Diphtherieherztod ist die bevorzugte Schädigung des Bündels, wie von anderer Seite behauptet wird, nicht schuld. Er gibt zwar zu, daß Veränderungen des letzteren vorkommen können, die bis zu einem gewissen Grade von denen des Myokard unabhängig sind, weist jedoch gleichzeitig darauf hin, daß andererseits in Fällen mit Erscheinungen andauernder Dissoziation nur unbedeutende Veränderungen am Hisschen Bündel nachweisbar waren. Rohmer folgert hieraus, daß klinische Schädigungen der Bündelelemente bis zu totaler Aufhebung der Funktion vorkommen können, ohne daß dies anatomisch zum Ausdruck kommt. Das Elektrokardiogramm wurde nicht beeinflußt, solange das Herz noch leidlich suffizient war; nur vor dem Tode zeigten sich als Ausdruck schwerster Herzschädigung teilweises Verschwinden der Vorhofzacke, eine sehr niedrige breitbasige J-Zacke und flache, oft negative F-Zacke.

Die Angaben über die Miterkrankung und Bedeutung des Reizleitungssystems für den diphtherischen Herztod sind somit gleichfalls nicht ohne Widersprüche. Im allgemeinen wird man sagen können, daß neben der Degeneration des Herzmuskels auch eine solche des Bündelsystems in Betracht kommt, ohne daß letzteres der Fall sein muß. Wenn man auch geneigt ist, dem Reizleitungssystem unter den pathologischen Herzveränderungen bei Diphtherie eine gewisse Selbständigkeit besonders auch in Anbetracht seiner sonst gegenüber dem Myokard bekannten relativen Unabhängigkeit einzuräumen, so wird man jedoch in Erwägung ziehen müssen, daß dort, wo ausgesprochene Herzlähmung eingetreten ist, sich in der Regel schwere Myokardveränderungen finden. Diesen wird aber für den Ausgang eine besondere Bedeutung um so mehr zugesprochen werden müssen, als ein derartiges Versagen des Herzens ohne gleichzeitige anatomische Veränderungen des Bündels erfolgen kann und auch Fälle von deutlicher Dissoziation ohne wesentliche Läsion des Bündels beobachtet sind. Anderseits werden klinisch nachweisbare Störungen im Atrioventrikularsystem immerhin als ein höchst bedenkliches Symptom aufzufassen sein, da eine Sistierung der Überleitung zwischen Vorhof und Ventrikel gelegentlich durch ein Versagen der Automatie der Ventrikel den Exitus mitverschulden kann. Auch sonst kommt derartigen Erscheinungen eine recht ernste Bedeutung zu, insofern sie den Schluß auf eine schwere und ausgedehnte Schädigung des Herzmuskels nahelegen, bei der das Bündel ebenfalls gelitten hat. Man wird geneigt sein, in Fällen mit Störungen in der atrioventrikulären Automatie und plötzlicher Herzlähmung an eine Kombination von Myokardveränderungen und Bündelläsionen zu denken, zumal Regelwidrigkeiten im Herzrhythmus bei gleichzeitig bestehender Herzmuskeldegeneration besonders schädlich auf die an sich schon beeinträchtigte Herzkraft einwirken müssen. Trotzdem sind Störungen im Bündelsystem nicht immer ein absolut letales Zeichen, denn die Beobachtung zeigt, daß gelegentlich einmal eine Bradykardie infolge Herzblocks bei Diphtherie in Besserung mit normaler Schlagfolge übergehen kann. Man wird annehmen, daß derartige Veränderungen im Leitungssystem, wenn sie nicht einen zu hohen Grad bereits erreicht haben, immerhin der Rückbildung wenigstens bis zu klinischer Symptomenlosigkeit fähig sind, besonders wenn der Herzmuskel ebenfalls nur in geringer Ausdehnung befallen war und in geeigneter Weise Gelegenheit zur Regeneration gefunden hat.

6. Toxische Vasomotorenlähmung oder primäre Schädigung des Herzens.

Neue Wege haben die Untersuchungen von Romberg[53]), Päßler[53]) und deren Mitarbeiter gewiesen. Zweck derselben war, die auf Grund klinischer Beobachtungen, sowie anatomischer und experimenteller Befunde bestehenden Bedenken über die Ursache der bei Infektionskrankheiten auftretenden Zirkulationsstörungen richtigzustellen. Als Grund dieser besonders auf der Höhe der Krankheit einsetzenden Kreislaufschwäche bezeichnen genannte Autoren eine Lähmung der Gefäße, die, vom Gehirn ausgehend, durch infektiöse Lähmung des Vasomotorenzentrums in der Medulla oblongata verursacht wird, während das Herz, besonders in den ersten Tagen der Erkrankung, wo z. B. wie bei der Diphtherie anatomisch nachweisbare Veränderungen an diesem Organ oft fehlen, an der Kreislaufstörung nicht beteiligt ist. Die in der Fieberzeit bei Infektionskrankheiten eintretende Kreislaufschwäche ist im wesentlichen die Folge einer derartigen Lähmung der Gefäße, die wiederum ein Sinken des Blutdrucks mit veränderter Blutverteilung bringt. Eine Schädigung der Herzkraft kommt für die Blutdrucksenkung in maßgebender Weise nicht in Betracht, sondern das Herz wird bei der Diphtherie nur sekundär infolge der aus der Vasomotorenlähmung resultierenden unzureichenden Durchblutung alteriert und tritt erst bei den durch interstitielle Myokarditis bedingten Kreislaufstörungen der späteren Krankheitsperiode ursächlich in den Vordergrund.

Diese Auffassung, in einer Vasomotorenlähmung die Veranlassung der diphtherischen Herzschwäche vornehmlich der Frühperiode zu sehen, hat großen Anklang gefunden. Andererseits sind gegen diese Anschauungen verschiedentlich Stimmen laut geworden. Eppinger[16]) sieht keinen Unterschied zwischen frühem und spätem Herztod und hält die Hypothese der Vasomotorenlähmung für entbehrlich. Auch Heubner[3]) glaubt mehr an eine spezifische Wirkung des Diphtherietoxins zum Herzen selbst, besonders zu den Molekülen der Muskelzellen und teilt auch insofern den Standpunkt Eppingers[16]), als nach seiner Meinung bei Diphtherie kein Exitus ohne Mitbeteiligung des Cor erfolgt. Für eine primäre, direkte Schädigung des Herzens als Ursache der Kreislaufstörung bei Diphtherie sprechen sich gleichfalls Steyskal[54]) sowie Beck und Slapa[29]) aus. Nach Steyskal wird das vasomotorische Zentrum zwar in Mitleidenschaft gezogen, aber später als das Herz, so daß die Ursache der Herzlähmung nicht in einer Gefäßlähmung zu suchen ist, der für den Gesamtverlauf der Zirkulationsstörungen im akuten Stadium der Diphtherie überhaupt nur eine ganz untergeordnete Rolle zukommt. Auch Ribbert[14]) teilt diesen Standpunkt. Eine vermittelnde Stellung nimmt Rolly[55]) ein, der bei seinen Versuchen zwar eine deutliche Gefäßlähmung fand, aber daneben zu der Ansicht kommt, daß das Diphtheriegift gleichzeitig mit dem Vasomotorenzentrum, oder wenigstens nicht viel später, auch den Herzmuskel direkt lähmt. In seinen später mit Päßler[56]) durchgeführten Beobachtungen nähert er sich wieder dem von Romberg[53]) und Pässler[53]) vertretenen Standpunkt, daß die im Kollaps schließlich auftretende Schwächung der Herzkraft nicht direkte Schädigung des Herzens durch Infektion, sondern Folge der Gefäßlähmung und der durch sie bedingten unzureichenden Durchblutung des Herzens ist; allerdings geben Rolly und Päßler[53]) eine nach längerer Latenzzeit eintretende direkte Schädigung des Herzens durch das Diphtherietoxin zu. Iwanowa[57]) stellt sich gleichfalls auf den Standpunkt, daß eine Lähmung der Vasomotoren bei der Diphtherie eine wesentliche Rolle spielt; nach Tierversuchen kann das Herz bei der Diphtherievergiftung erhöhte Anforderungen prompt bewilligen, also muß eine Blutdrucksenkung durch Gefäßlähmung erklärt werden. Er stimmt mit Romberg und Päßler[53]) dahin überein, daß letztere eintritt, während das Herz selbst noch leistungsfähig ist, das jedoch schließlich auch versagt. Krehl[58]) vertritt die Anschauung, daß auch auf der Höhe der Erkrankung neben einer Gefäßlähmung das Herz am Kollaps nicht unbeteiligt ist, während später die Tätigkeit des Herzens mehr hervortritt. Der Auffassung, daß die Todesursache im späteren Stadium durch Herzveränderungen erklärt wird, schließt sich im allgemeinen auch Bingel[59]) an, hält jedoch hierdurch das Krankheitsbild der Diphtherie noch nicht genügend geklärt, sondern spricht von einer schleichenden, den ganzen Organismus allmählich in Mitleidenschaft ziehenden Diphtherievergiftung. Er faßt Erbrechen, auffallende Blässe und psychische Störungen als cerebral-toxische Erscheinungen auf, da sie oft auftreten, bevor am Herzen Veränderungen wahrnehmbar sind. Im Gegensatz hierzu sieht Schöne[41]) in der Vasomotorenlähmung, bei der sich das Blut in den Gefäßen des Unterleibes ansammelt, während die Peripherie leer ist, die Blässe des Gesichts hinreichend begründet. Er erklärt das Erbrechen wie die Schlafsucht entsprechend als Zeichen von Blutleere im Gehirn.

7. Bedeutung der Blutdrucksenkung.

Auf eine für den Herztod bei Diphtherie sehr bedeutungsvolle und bis zum Exitus fortschreitende Blutdrucksenkung haben sowohl klinische Beobachtung wie Experiment (Romberg[53]), Meyer[60]), Beck und Slapa[29]) hingewiesen. Diese Senkung wird, wie wir sahen, entweder als Ausdruck der erwähnten, von Romberg inaugurierten Vasomotorenlähmung, oder als Folgeerscheinung der Myokarditis aufgefaßt; schließlich wird sie auf das Zusammenwirken dieser Momente zurückgeführt, wobei allerdings nach Steyskal[54]) das Herz primär durch das Diphtherietoxin geschädigt wird.

Auf die prognostische Bedeutung dieser der Herzlähmung vorausgehenden Blutdrucksenkung wird verschiedentlich hingewiesen und durch sie der Eintritt plötzlicher Todesfälle bei Diphtherie ohne Herzbefund erklärt. Gegen erstere besonders von Friedemann[61]) vertretene Anschauung, daß man durch die Blutdrucksenkung früher als mit den üblichen klinischen Beobachtungen die Herzvergiftung zu erkennen und den Ausgang der Erkrankung sicherer als bisher zu beurteilen vermöge, wendet sich Brückner[62]). Er hebt hervor, daß Senkungen kein prämonitorisches Zeichen sind, da auffallende klinische Symptome ihnen nicht folgten, wohl aber sie begleiteten. Er konnte schon vor dem Eintritt der schroffen Senkung die richtige Prognose aus dem klinischen Befund stellen und hält daher die Messung des Blutdrucks für die Beurteilung der Diphtherie für den Praktiker für entbehrlich. Einen ähnlichen Standpunkt vertritt Weigert[63]), der in der Blutdrucksenkung weder ein prognostisches noch diagnostisches Kriterium sieht und entsprechend den praktischen Wert der Blutdruckmessung bei Diphtherie als gering erklärt. Die Auffassung von der prognostischen Bedeutungslosigkeit der Blutdrucksenkung teilt dagegen Kolossowa[64]) keineswegs. Ihm schließt sich Taddei[65]) an, der den Blutdruck laufend zu messen empfiehlt, da das Verhalten desselben bestimmte Beziehungen zur Schwere der Intoxikation gibt und für die Beurteilung von Komplikationen des Myokards wichtig ist. In letzter Zeit hat Schöne[41]) auf die notwendige Beachtung der Veränderungen des Blutdruckes bei Diphtheriekranken hingewiesen und erkennt den besonders Ende der 2. Woche, also zur Zeit des gefürchteten Herztodes auftretenden Blutdrucksenkungen eine gewisse Regelmäßigkeit zu. Er faßt die Blutdrucksenkung bei Diphtherie als zentral-nervöse Lähmung, begleitet von Herzmuskeldegeneration, auf und billigt ihr eine wichtige Rolle beim Herztod wie überhaupt mehr Beachtung als allen anderen Pulsveränderungen hier zu. Cobliner[66]) hat bei erwachsenen Diphtheriekranken der unter Reiches Leitung stehenden Diphtherieabteilung in Hamburg-Eppendorf Blutdruckmessungen angestellt und gibt auch unter Anlehnung an Weigerts[63]) Bericht über das Verhalten des arteriellen Blutdrucks bei den akuten Infektionskrankheiten eine Übersicht über die entsprechende Literatur. Er sah zwar Blutdrucksenkung ausnahmslos in Fällen, die schwere lokale wie allgemeine Erscheinungen boten, schließt sich jedoch nicht der Auffassung Friedemanns[61]) an und erkennt in dem Sinken des Blutdrucks unter bestimmte Werte kein absolut ungünstiges, letales Omen wie dieser Autor, tritt aber andererseits auch der Anschauung von Weigert[63]) und Brückner[62]) entgegen. Die Blutdrucksenkung ist für ihn gleichfalls ein prognostisch ungünstiges Zeichen, da in Fällen mit tiefer Senkung der weitere Verlauf meist ein komplizierter, nicht selten tödlicher war. Er glaubt ihr sogar eine diagnostische Bedeutung hinsichtlich des Eintritts einer sogenannten schleichenden Myokarditis zuerkennen zu müssen, da ihr sehr häufig schwere Herzstörungen folgten und die Sektion gelegentlich das Bestehen einer schweren interstitiellen Myokarditis ergab. Recht bemerkenswert erscheint mir die Angabe von Rolleston[67]), der bei diphtherischer Frühlähmung wiederholt niedere Werte des Blutdrucks fand, während Spätlähmungen keinen Einfluß auf den Blutdruck zeigten.

Die diphtherische Blutdrucksenkung ist mit Sicherheit ein Kennzeichen einer schweren Intoxikation und daher prognostisch stets ernst zu nehmen. Die Beobachtung am Krankenbett auf der hiesigen Diphtherieabteilung hat gezeigt, daß die nach dem 4. oder 5. Krankheitstage auftretende Senkung am schwersten therapeutisch zu beeinflussen ist und daher anders bewertet und hinsichtlich ihrer unmittelbaren Entstehung gegenüber der Frühlähmung der allerersten Tage auch abweichend begründet werden muß. Die Behauptung Friedemanns[61]), daß die Blutdrucksenkung anderen Symptomen einer Herzschädigung vorauseilt, konnte im allgemeinen nicht bestätigt werden. Fast immer war die Senkung von anderen Erscheinungen der Kreislaufschwäche begleitet, unter denen sie allerdings als besonders ausdrucksvoll imponierte. Man wird in der allgemeinen Praxis bei sonst eingehender Beobachtung des Falles hinsichtlich Prognose und Therapie ohne Blutdruckmessungen auskommen, diese aber trotzdem dort, wo es möglich ist, zur Kontrolle ausüben, auf jeden Fall in der Klinik auf sie nicht verzichten, zumal eine allgemeine Besserung in einer Hebung des Blutdrucks zum Ausdruck kommt und andererseits ein unaufhaltsam fortschreitendes Sinken das Zeichen des unvermeidlichen Endes ist. Zur Frage, inwiefern man aus Blutdruckschwankungen Schlüsse auf spätere Lähmungen ziehen kann, läßt sich nur sagen, daß derartige Erscheinungen auf gewisse im Kreislauf sich abspielende Vorgänge hindeuten, die, soweit sie in der späteren Zeit der diphtherischen Erkrankung zur Beobachtung gelangen, hinsichtlich ihres Ursprungs wohl mit Sicherheit in das Myokard verlegt werden müssen. Die Angaben über die Tiefe des Absinkens des Blutdrucks, wenigstens soweit sich an sie noch ein Anstieg mit Beseitigung der Lebensgefahr anschließen kann, wechseln. Brückner[62]) sah bei 50 mm (Gärtner) Blutdruck noch Heilung eintreten, während nach Friedemann[61]) ein solcher von 65 mm Hg meist zum letalen Ausgang führte und bei Fällen mit 70 mm Hg und anschließender Hebung des Druckes selbst in späterer Rekonvaleszenz kein glatter Verlauf eintrat. Im allgemeinen nimmt der Blutdruck entsprechend der Schwere der Erkrankung ab, wobei ein großer Sturz, sowohl ein plötzlicher wie ein allmählicher, gleich ernst zu deuten ist, besonders wenn gleichzeitig noch Pulsanomalien vorhanden sind.

8. Rolle der Nebennieren und Adrenalintherapie besonders bei Frühlähmung.

Zur Erklärung der diphtherischen Herzschwäche bzw. Blutdrucksenkung ist neben einer vom Gehirn aus vermittelten toxischen Vasomotorenschwäche, resp. einer direkten Schädigung des Herzens in letzter Zeit auf das Verhalten der Nebennieren verwiesen und ihnen eine besondere ätiologische Rolle zuerkannt worden. Hierbei war die Kenntnis mitleitend gewesen, daß diese Organe bei einzelnen Infektionskrankheiten (Virchow[68]), Simmonds[69]) u. a.), besonders aber bei der Diphtherie, wie schon Behring betont hat und Roux und Yersin[70]) experimentell bei diphtherievergifteten Meerschweinchen gezeigt haben, so hochgradige entzündliche Veränderungen aufweisen, daß letztere gleichsam als ein Charakteristikum für diese Erkrankung gelten können. Diese Beobachtungen sind wiederholt bestätigt worden. Ein eingehendes Literaturverzeichnis findet sich hierüber u. a. bei Strubell[71]), der in neuester Zeit gleichfalls den Einfluß des Diphtherietoxins auf die Nebennieren zum Gegenstand besonderer Untersuchungen gemacht hat.

Weitere Anhaltspunkte gab die Beobachtung, daß die Funktion der Nebennieren für den arteriellen Blutdruck von lebenswichtiger Bedeutung insofern ist, als eine Exstirpation dieser Organe ein beträchtliches Sinken dieses Druckes zur Folge hat. Dieser Vorgang ist dahin gedeutet worden, daß mit dem Entfernen der Nebennieren der Zufluß einer von ihnen ins Blut abgesonderten blutdrucksteigernden Substanz aufhört. Während die ersten Versuche mit Nebennierenextrakten zur Erkundung der Wirkung dieser Organe wesentlich die toxischen Eigenschaften derselben betonten, gelang es Oliver und Schäfer[72]) mit derartigen, bei Tieren intravenös einverleibten Extrakten gut charakterisierte physiologische Wirkungen im Organismus nachzuweisen, und zwar bezogen sie eine hämodynamische Einwirkung lediglich auf die Marksubstanz der Nebennieren. Einen ähnlich wirkenden Körper stellten Symonowicz und Cybulski[73]) in der Vene der Nebenniere, also als Sekret dieses Organes, fest. Weiterhin wurde dann das Augenmerk auf Zellen gelenkt, die in dem Mark der Nebenniere gelegen sind und, wie bereits Henle[74]) gezeigt hat, eine spezifische Affinität zu Chromsalzen besitzen. Sie wurden auf Grund dieser Eigenschaft als chromaffine Zellen bezeichnet und bilden mit entsprechenden, besonders den Grenzstrangganglien des Sympathicus angeschlossenen Körpern die chromaffinen oder Adrenalorgane. Moore[75]) wies dann die Übereinstimmung der chromogenen Substanz des Nebennierenmarkes mit der blutdrucksteigernden Substanz nach. Diese wurde Adrenalin genannt, nachdem es gelungen war, sie in kristallinischer Form darzustellen (Takamine[76]).

Die gerade bei der Diphtherie und zwar nicht nur im Tierexperiment, sondern auch beim Verstorbenen besonders ausgesprochenen Zerstörungen der Nebennierensubstanz legten unter diesen Umständen die Annahme nahe, daß diesen Veränderungen für die bei dieser Erkrankung auftretende Bludrucksenkung eine ätiologische Bedeutung insofern zukommt, als durch sie die Tätigkeit der Nebennieren gestört und somit ein Ausfall an Adrenalingehalt im Blute bedingt wird. Die Herabsetzung des Blutdruckes ist gleichsam das Kennzeichen einer Beeinträchtigung des Adrenalsystems, besonders des chromaffinen Teils im Nebennierenmark, dessen aktive Substanz, das Adrenalin, seine ihm zukommende Einwirkung auf den Kreislauf, bestehend in Steigerung des Blutdrucks, jetzt infolge mangelnder oder fehlender Absonderung nicht mehr entfalten kann.

Diese Vermutung liegt um so näher, als nach den Untersuchungen von Langlois[77]), Luksch[78]), Bogomolez[79]) u. a., besonders bei längerer und intensiverer Intoxikation eine Abnahme, selbst ein Fehlen der blutdrucksteigernden Eigenschaft sowohl im Nebennierenextrakte wie im venösen Nebennierenblute nachgewiesen ist, während sonst im Leben die blutdrucksteigernde Substanz dauernd von den Nebennieren gebildet und abgesondert wird. Es müßte also in diesem Falle das Versiegen der Nebennierensekretion für den der Blutdrucksenkung folgenden Tod mitverantwortlich gemacht werden. Einer derartigen u. a. von Luksch[78]) vertretenen Auffassung widerspricht auf Grund von Versuchen am enucleierten Froschauge Ehrmann[80]), da nach seiner Meinung bei intensiveren, durch Diphtherie hervorgerufenen Nebennierenveränderungen die Adrenalinsekretion nicht vermindert, meist sogar verstärkt ist. Hannes[81]) wiederum weist darauf hin, daß parallel mit der Dauer der diphtherischen Erkrankung eine Abnahme der chromaffinen Substanz der Nebenniere vor sich geht und zwischen der histologischen Chromreaktion und dem Gehalt an blutdrucksteigernder Substanz ein enger Zusammenhang besteht. Er stellt sich allerdings, gestützt auf Ergebnisse von Tierversuchen und das Studium der Nebennieren von Diphtherieleichen, insofern in Gegensatz zu Luksch[78]), als er den Tod nicht als Folge einer Insuffizienz der chromaffinen Zellen aufgefaßt wissen will, zumal beim Menschen diese Substanz recht oft unverändert schien. Strubell[71]) betont hierzu, daß bei Meerschweinchen in 22 von 25 Fällen starke Veränderungen in der Marksubstanz der Nebennieren vorhanden waren, während diese Organe bei Kaninchen, wenn die Tiere in 12—30 Stunden sterben, keinen oder unbedeutenden Befund aufweisen, so daß bei diesen Tieren die Todesursache der Diphtherievergiftung nicht in Veränderungen der Nebennieren zu suchen ist. Goldzieher[82]) hingegen tritt ganz auf die Seite von Luksch[78]), hebt aber auch hervor, daß Schwund des Adrenalins bei den verschiedensten Infektionskrankheiten allgemein ist. Luksch[78]) sucht dann durch neue Versuche, die mit seinen früheren übeinstimmten, den Widerspruch zwischen seinen Untersuchungen und denjenigen von Ehrmann[80]) dahin aufzuklären, daß dieser nur ein scheinbarer sei, da bei Ehrmann die Tiere nach der Infektion nicht so lange gelebt hatten und infolgedessen die Nebennieren dieser Tiere noch nicht so geschädigt waren, wie dies bei seinen Tieren der Fall war. Einen Beleg hierfür bieten auch die Beobachtungen Tscheboksaroffs[83]), der bei diphtherievergifteten Hunden in der ersten Zeit der Erkrankung eine gesteigerte Adrenalinsekretion im Nebennierenvenenblut, dann kurze Zeit normale Sekretion, später aber vollkommenes Fehlen dieser Absonderung feststellen konnte. Entsprechend fand Abramow[84]) im Tierexperiment bei subletalen Dosen vergrößerte Adrenalinsekretion mit stärkerer Chromierbarkeit der Marksubstanzzellen als in der Norm, bei minimal letalen Gaben verringerte Sekretion mit mehr aufgehobener Chromierbarkeit und schließlich bei großen letalen Dosen völlig aufgehobene Absonderung und Chromierbarkeit. Abramow zieht ebenso wie Tscheboksaroff den Schluß, daß das Diphtherietoxin eine verstärkte Zelltätigkeit in der Marksubstanz mit hochgradiger Ausschwemmung des Adrenalins zur Folge hat, und sieht in dem Diphtherietoxin ein exquisites Gift der chromaffinen Substanz der Nebennieren. Ribadeau, Dumas und Harvier[85]) betonen gleichfalls eine besondere Insuffizienz der Nebennieren bei Diphtherie, bedingt durch außerordentlich schwere Veränderungen mit Vernichtung großer Parenchymabschnitte, und weisen auf das von Sergent als charakteristisch für Nebenniereninsuffizienz beschriebene Symptom hin = ligne blanche (beim Bestreichen der Haut kein roter, sondern weißer Strich).

Wie bei Arbeiten über die physiologische Wirkung der Nebennierentätigkeit überhaupt, so erstreckt sich auch bei dem hier erörterten Thema unsere Hauptkenntnis überwiegend auf die Funktion, die der

Marksubstanz, bzw. den chromaffinen Zellen zukommt. Hingegen wissen wir — allerdings schon seit den experimentellen Untersuchungen von Brown-Sequard[86]) — über die Stellung der Rindensubstanz bei den Beziehungen zwischen Nebenniere und Organismus in erster Linie nur die Tatsache, daß die Nebennierenrinde ebenfalls von unbedingt lebenswichtiger Bedeutung ist. Wahrscheinlich steht unter den ihr zukommenden Eigenschaften eine entgiftende Funktion durch Neutralisierung von Giften obenan, zumal ein großer Teil der bei entnebnierten Tieren auftretenden Symptome als Vergiftungserscheinungen des Organismus imponiert. Daneben verlautet jedoch verschiedentlich, daß Extrakte aus der Rindensubstanz gleichfalls blutdrucksteigernd wirken. Dementsprechend ist die alte Kontroverse, ob Rinde oder Mark lebenswichtig sind, auch bei den an die Diphtherienebennieren geknüpften Schlußfolgerungen erneut zum Gegenstand der Überlegung gemacht worden, besonders da bei der Diphtherieintoxikation gelegentlich Veränderungen überwiegend in der Rinde ausgeprägt oder gegenüber solchen in der Marksubstanz mehr in den Vordergrund getreten waren. So berichtet Reichtmann[87]) nach Beobachtungen an Diphtheriekindern über parenchymatöse Veränderungen der Rindensubstanzzellen, seltener der Marksubstanzzellen. Auf eine Schädigung des Rindenparenchyms durch die diphtherische Erkrankung weist in neuerer Zeit Thomas[88]) hin, während er in der Marksubstanz keine Veränderungen und genügend chromaffine Zellen fand. In letzterem Punkte stimmt er überein mit Hannes[81]), der ebenfalls keine Abnahme der Chromaffinität bei Diphtherie beobachten konnte. Der für die weitere Erhaltung des Lebens notwendige Teil der Nebenniere ist nach Meinung von Thomas die Rindensubstanz, indem der Tod durch ausgedehnte Zerstörungen der Rinde vermittelt wird, die in 3 von 14 Fällen sehr hochgradige waren.

Die Frage über die Rolle der Nebenniere bei Diphtherie und anderen Infektionskrankheiten hat Moltschanoff[89]) zum Gegenstand eingehender Untersuchungen gemacht. Er hat seiner vor einigen Jahren (1909) erschienenen Arbeit, die auch ein umfangreiches Literaturverzeichnis über die Nebenniere und ihre Veränderungen bei Diphtherie enthält, jüngst eine zweite folgen lassen, die die Ergebnisse von Beobachtungen bei 42 Diphtheriekindern und von experimentellen Untersuchungen wiedergibt. Moltschanoff macht auf Veränderungen, besonders Blutextravasate nicht nur in der Marksubstanz, sondern auch in der Rinde mit teilweise vollständiger Nekrose einzelner Drüsenbezirke aufmerksam. Auch sonst deuteten Erscheinungen an den Zellen auf eine Atrophie in der Rindensubstanz hin; allerdings wies auch die Marksubstanz eine Abschwächung oder völligen Schwund der Chromreaktion auf, jedoch war nicht sicher festgestellt, ob es sich in letzterem Punkte um direkte Giftwirkung oder Störungen sekundären Charakters etwa im Anschluß an die Gefäßläsionen handelte. Sehr bedeutungsvoll ist jedoch die Beobachtung, daß im Anfangsstadium der Erkrankung und bei schwacher Diphtherieintoxikation eine verstärkte Tätigkeit der Zellelemente in der Rinde, hingegen bei schweren Intoxikationen und langer

Dauer der Erkrankung eine Herabsetzung der Tätigkeit der Rindensubstanz vor sich geht. Hinsichtlich der Marksubstanz scheinen ihm die Schlüsse zwar nicht so bestimmt, aber kleine Toxinmengen ließen entsprechend eine deutliche Chromfärbung der Zellen und letale ein Fehlen derselben erkennen. Hiernach erscheint ihm erwiesen, daß in Rinden- und Marksubstanz anfangs eine Verstärkung der funktionellen Tätigkeit der Zellelemente, später Herabsetzung, sogar völliges Daniederliegen derselben eintritt. Eine derartige akute Nebenniereninsuffizienz kann aber zu einem unerwartet raschen Tode führen.

Die Tatsache, daß die Nebennieren bei diphtherievergifteten Tieren schwere Schädigungen aufwiesen, gesteigerte Sekretion zeigten, und der Tod unter starkem Sinken des Blutdruckes, also anscheinend infolge Ausfalls der blutdrucksteigernden Substanz eintrat, veranlaßten Meyer[90], bei diphtherischen Zirkulationsstörungen Adrenalin anzuwenden. Er konnte nachweisen, daß bei Kaninchen, die mit Diphtherietoxin vergiftet und bereits moribund waren, durch intravenöse Adrenalinkochsalzinfusionen, wie sie Heidenhain[91] bei schwerer Peritonitis zur Hebung der Gefäßlähmung verwandt hat, ein Anstieg des Blutdrucks und auch sonst sichtliche Hebung des Allgemeinzustandes eintrat. Er betont ferner, daß diese Applikation bei der Bekämpfung des Diphtheriekollapses allein einen durch nichts erreichbaren Momentanerfolg hatte. Pospischill[92] verabreichte die gleiche Medikation bei Herzschwäche diphtheriekranker Kinder mit dem Erfolg einer hervorragenden Steigerung des Blutdruckes. Die Wirkung war allerdings nur auf Stunden, so daß dann erneute Injektionen erforderlich waren. Eckert[93] empfiehlt gleichfalls zur Bekämpfung diphtherischer Blutdrucksenkung das Adrenalin, das selbst in den schwersten Graden der Intoxikation nicht versagt hat und besonders in großen Dosen (3—4 mal täglich 2—3 ccm) und zwar subcutan anhaltender als intravenös wirkte. Er gab es, selbst längere Zeit, ohne Schaden. Auch sonst wird die günstige Wirkung des Adrenalins bei Diphtherie vielfach gerühmt (Kauert[94], Kirchheim[95], Blumenau[96], Colley und Egis[97], Rossi[98], Moltschanoff[89], J. Gaisböck[99], John[100], Nordmann[101] u. a.). Eine Kombination von Atropin, Strychnin und Adrenalin empfiehlt Coghlan[102]. Rolleston[87] spricht dem Adrenalin eine sehr günstige Wirkung auf einzelne Symptome der Nebenniereninsuffizienz bei Diphtherie zu, während es den Blutdruck unbeeinflußt läßt. Hoesch[103] hält das Adrenalin direkt für nutzlos; er war nicht in der Lage, eine durch Diphtherie verursachte Blutdrucksenkung mit Adrenalin zu bekämpfen, und hält diese Senkung für einen Ausdruck des Zusammenbruchs des Organismus, die trotz künstlicher Hochtreibung des Blutdrucks unabwendbar zum Tode führt. Schöne[41] ist auch sehr skeptisch und teilt nicht die auf das Adrenalin bei Bekämpfung der Blutdrucksenkung gesetzten Hoffnungen, da er bei einer Anzahl von Fällen keinen Erfolg gesehen hat, eher war noch eine Coffein-Campher-Behandlung mit warmen Herzkompressen erfolgreich. Eine gleichzeitige Verabreichung von Campher mit Digitalis wird von Iwanowa[57] bei starker Gefäßlähmung und leichter Herzlähmung und sonst gelegentlich eine solche von Coffein (subcutan) und Digalen (intravenös) bei Neigung zu Blutdrucksenkung gerühmt.

Sämtliche Beobachtungen über das Verhalten der Nebennieren bei Diphtherie weisen darauf hin, daß diese Drüsen als Prädilektionsstellen für die Einwirkung des Diphtherietoxins anzusehen sind. Gleichzeitig spricht aber auch manches dafür, daß ihnen bei der Abwehr des Körpers gegen dieses Virus eine bedeutungsvolle Rolle zukommt. Man wird nicht fehl gehen, wenn man mit Moltschanoff[89], Beitzke[104] u. a. die Nebennieren im Kampf des Organismus mit dem Diphtheriegifte in der Front sucht. Uneinigkeit oder Unklarheit herrschen nur über die Art der Anteilnahme der einzelnen Drüsenabschnitte, da sowohl Rinden- wie Marksubstanz geschädigt werden. Am wenigsten geklärt ist die Frage, welche Stellung die Nebennierenrinde hierbei einnimmt. Wenngleich manches auf eine von ihr geübte entgiftende Wirkung hinzudeuten scheint, so ist doch der genauere Vorgang hierbei keineswegs erwiesen, sei es, daß die Rindensubstanz, bzw. ihre Sekretionsprodukte deletär auf das Diphtherietoxin einwirken oder bei der Eliminierung des letzteren aus dem Körper behilflich sind. Vielleicht kommen Lipoidsubstanzen in der Rinde besondere neutralisierende Funktionen zu. Eindeutiger ist der durch die Veränderungen in der Marksubstanz bedingte Effekt. Das Diphtherietoxin übt nach allem einen exquisiten giftigen Einfluß auf die chromaffinen Zellen aus. Ungenügendes Funktionieren dieser Teile bedingt eine Störung im Adrenalinhaushalt des Organismus, die sich hinsichtlich des Kreislaufes in einer depressorischen Wirkung und den hieraus resultierenden, für das Leben höchst bedrohlichen Erscheinungen offenbart.

Die Nebennieren beteiligen sich also auf das regste am Kampfe des Organismus mit der Diphtherievergiftung. Die anfänglich verstärkte Drüsentätigkeit ist eine ausgesprochene Defensivmaßnahme, die, wie auch das Experiment zeigt, wohl berufen ist, in geeigneten und leichteren Fällen erfolgreich zu bestehen. Erst eine stärkere oder zeitlich anhaltendere Vergiftung zwingt auch die Nebennieren zum Einstellen ihrer Tätigkeit. Dies ist der Moment für den Eintritt des Kollapses, da durch die versiegende Adrenalinsekretion ein energisches Stimulans für die Vasokonstriktoren, die glatte Gefäßmuskulatur und auch in gewisser Hinsicht für den Herzmuskel in Fortfall kommt, der sonst durch das Adrenalin, wahrscheinlich durch Beeinflussung motorischer Ganglien, wie Gottlieb[105] annimmt, zu verstärkter Aktion angeregt wird. Der Ausdruck dieses Effektes ist die ominöse Blutdrucksenkung, wie sie bei Diphtherie besonders gefürchtet ist.

Wir sahen, daß bei dieser Erkrankung ein Zusammenbruch der Kreislauftätigkeit sowohl im Frühstadium wie auch später, und zwar akut oder allmählich fortschreitend erfolgen kann. Eine in der 1. Woche, zuweilen schon am 2. Krankheitstage einsetzende Lähmung des Zirkulationsapparates tritt in der Regel nur bei bösartigen, hypertoxischen Erkrankungszuständen auf. In diesen Fällen wird in Anbetracht der Vorliebe des Diphtherietoxins für die Nebennieren der deletäre Ansturm des Giftes auf die Drüsen besonders intensiv erfolgen. Je gewaltsamer aber dieser Angriff vor sich geht, desto schneller werden die Nebennieren bei der Abwehr desselben durch übermäßige Inanspruchnahme und anschließende schnelle Erschöpfung ihrer sekretorischen Zellelemente außer Kampf gesetzt, wie in einem mehr akuten Zusammenbruch des Kreislaufs zum Ausdruck kommt. Dies entspricht auch insofern der klinischen Beobachtung, als Kreislaufstörungen auf der Höhe der Erkrankung meist rapid einsetzen. Außerdem finden wir bei derartigen schweren Diphtherievergiftungen, sowohl in der Rinden- wie in der Marksubstanz der Nebennieren das Bild wohl ausgeprägter Veränderungen, die sich überwiegend in Gefäßläsionen mit ausgedehnten Blutextravasaten und anschließenden Zerstörungen von Drüsengewebe äußern.

Hierbei werden Blutansammlungen, die sich plötzlich bilden und zur Ausschaltung umfangreicher Drüsenbezirke führen, auch ein schnelles akutes Versagen der Nebennierentätigkeit zur Folge haben, besonders wenn die Drüsen in ihren sekretorischen Funktionen durch die Intoxikation als solche schon gelitten haben. Ebenso werden Embolien und Thrombosen in den Nebennieren, die hier recht häufig beobachtet werden, in kürzester Zeit den Ausfall dieser Organe herbeiführen. In den Fällen hingegen, wo die sekretorische Tätigkeit noch keine nennenswerte Einbuße durch die Diphtherievergiftung erfahren hat und Blutaustritte in das Gewebe weniger rasch erfolgen und auch langsamer wachsen, werden die Erscheinungen einer Nebenniereninsuffizienz nicht so rapid einsetzen. Wir haben dann entsprechend dem mehr oder weniger schnellen Versagen der Nebennierenfunktion resp. dem dadurch bedingten Fortfall eines Herz und Gefäße stimulierenden Agens in dem einen Falle das Bild eines jähen, im andern das eines weniger stürmischen Zusammenbruchs des Gesamtkreislaufs vor uns.

Nicht so erklärlich erscheinen, wenigstens auf den ersten Blick, die Zirkulationsstörungen derjenigen, minder häufigen Zustände, bei denen sich ein Kollaps an eine anscheinend weniger heftige Diphtherieintoxikation anschließt, zumal hier nach dem Tierexperiment nicht eine Abnahme, sondern im Gegenteil eine verstärkte Tätigkeit der Nebennieren stattfindet. Zur Erklärung könnte herangezogen werden, daß das klinische Bild wohl auf einen leichteren Charakter der Erkrankung hindeuten kann, während trotzdem, entsprechend der großen Empfindlichkeit der Nebennieren für Toxine überhaupt und das Diphtherietoxin im besonderen, in diesen Organen elektive, primäre Schädigungen gewissermaßen als lokale Konzentration des Kampfes zwischen Gift und Organismus vor sich gehen. Schließlich vermag auch eine leichtere Erkrankung nach einiger Zeit eine Erschöpfung der Nebennieren herbeizuführen, besonders wenn diese im Moment der Diphtherieerkrankung schon durch anderweitige, vorausgegange Läsionen in ihrer Tätigkeit beeinflußt gewesen sind. Es ist wohl verständlich, daß Nebennieren, die bereits Insulten ausgesetzt gewesen sind, unter einer darauf gesetzten diphtherischen Infektion besonders schnell in ihrer Leistungsfähigkeit versagen müssen. So arbeiten einerseits unverletzte Nebennieren am regelmäßigsten und andererseits haben Drüsen, die bereits durch Atrophie oder Schrumpfung des Parenchyms lädiert sind, nicht mehr so viel tätiges Gewebe zur Verfügung, um eine durch die Intoxikation zu befürchtende Lähmung des Kreislaufs durch ihre Sekretionsprodukte erfolgreich abzuwehren. Diesen Punkt möchte ich hier vornehmlich betonen. Eine ganze Reihe von Infektionskrankheiten, besonders Scharlach, Masern und septische Prozesse, sind geeignet, durch Schädigung der Nebennieren ein schnelleres Versagen dieser Drüsen bei nachfolgender Diphtherieintoxikation zu vermitteln. Vornehmlich die Tuberkulose befällt mit Vorliebe die Nebenniere, und zwar, was besonders wichtig ist, sehr häufig primär ohne anderweitige Veränderungen und in 90 Proz. fast immer doppelseitig. Ferner hat Wiesel[106]) darauf hingewiesen, daß der sog. Status lymphaticus recht oft, vielleicht immer, mit Entwicklungsstörungen, besonders Hypoplasien des chromaffinen Systems kombiniert ist. Auch sonst sind Nebennierenschädigungen im Verein mit Erkrankungen verschiedener Ätiologie beobachtet worden. Aus alledem ergeben sich genügend Momente, die einen Kollaps auch bei klinisch minder schwerer Diphtherieerkrankung durch Nebenniereninsuffizienz akut und mehr allmählich begründet erscheinen lassen.

Für die Annahme einer Nebenniereninsuffizienz und eines dadurch bedingten Adrenalinmangels als Ursache der zirkulatorischen Frühlähmung bei Diphtherie spricht die in hiesiger Anstalt beobachtete Tatsache, daß eine medikamentöse Zufuhr von Adrenalin nur in den ersten 4 bis 5 Tagen der Erkrankung erfolgreich ist. Unterstützt wird diese Auffassung auch durch die längst bekannte, immer wieder betonte Tatsache, daß in dieser Epoche der Erkrankung der Herzmuskel bei dem Fehlen von umfangreichen Veränderungen seinerseits nicht der Urheber eines Exitus sein kann. Wir haben gesehen, daß gerade dieser Umstand zu den verschiedensten Spekulationen geführt hat. Diesen ist jetzt durch die bei der Diphtherie vorhandenen anatomischen Veränderungen der Nebennieren und hieraus resultierenden Symptome eine neue Basis bereitet, besonders da weitgehende Zerstörungen der Nebennieren bei intaktem Herzmuskel beobachtet werden. Die Ursache für einen letalen Ausgang in dieser Zeit ist daher nicht in einem Herztod, sondern viel wahrscheinlicher in einem Nebennierentod zu suchen. Zu diesem Bilde passen auch die neben einer Blutdrucksenkung bei derartigen Zuständen auftretenden Erscheinungen wie Sinken der Körpertemperatur, Erbrechen, Leibschmerzen, Appetitlosigkeit, Schwäche, überhaupt die Symptome einer starken, teils mit Adynamie, teils mit Jactationen einhergehenden Prostration. Betrachtet man in dieser Hinsicht den Symptomenkomplex, wie ihn das Experiment nach vollführter Nebennierenexstirpation oder die Klinik des akuten Nebennierenausfalls bietet — allgemeine Schwäche, Sinken von Blutdruck und Körpertemperatur, Erbrechen, Koma, Delirien, Krämpfe usw. —, mit den Momenten des diphtherischen Krankheitsbildes, so finden sich so weitgehende Vergleichspunkte zwischen der diphtherischen Frühlähmung und der akuten Nebenniereninsuffizienz, daß es nicht erforderlich ist, auf Hypothesen in anderer Richtung zu rekurrieren. Kurz, die Gründe, die dafür sprechen, daß es sich hier wie dort um Äußerungen einer mangelhaften Funktion des chromaffinen Teils, resp. des Fortfalls einer entgiftenden Wirkung der Nebennieren handelt, sind recht mannigfaltige.

Eine Adrenalintherapie erfüllt daher in den ersten Tagen der diphtherischen Erkrankung die Bedingungen der Indicatio causalis. Sie soll den Adrenalinausfall durch künstliche Zufuhr ersetzen in der Hoffnung, daß es gelingt, den Kranken um die gefahrdrohenden Klippen der Kreislauflähmung vorbeizubringen und Zeit zu gewinnen für eine Erholung der Nebennieren, die diese Organe zur Aufnahme ihrer eigentlichen Funktion erneut instand setzt. Letzteres wird noch dadurch begünstigt, daß die durch Adrenalindarreichung kräftig geförderte Kreislauftätigkeit mit beträchtlicher Hebung des Blutdrucks eine bessere Durchblutung und Durchspülung der Nebennieren zur Folge hat. Auch der Umstand, daß das Adrenalin einen spezifischen Reiz auf sympathische Nervenendigungen ausübt und durch Erregung derselben die Herztätigkeit wie auch diejenige aller von ihm versorgten Organe, besonders des chromaffinen Systems, fördert, muß hier in Rechnung gestellt werden. Der Effekt dieser Medikation hängt natürlich davon ab, wie weit das Parenchym der Nebennieren bereits durch das Toxin geschädigt und ausreichende Reparatur noch möglich ist.

Es empfiehlt sich, bei schweren Diphtherieinfektionen frühzeitig, gewissermaßen prophylaktisch, mit der Adrenalindarreichung zu beginnen und hiermit nicht erst bis zum Eintritt einer Kreislaufschwäche zu warten. Am zweckmäßigsten wird in diesem Sinne eine dauernde Zufuhr von Adrenalin sein, zumal Kretzschmer[107]) gezeigt hat, daß eine konstante Infusion einer Adrenalinlösung den Blutdruck auf gleichmäßiger Höhe hält. Goldzieher[82]) empfiehlt entsprechend in verzweifelten Fällen die intravenöse Infusion. Letztere Darreichungsweise, die an sich nicht ganz ungefährlich ist, wird jedoch, besonders in der allgemeinen Praxis, auf technische und andere Schwierigkeiten stoßen. Man wird in diesen Fällen die Verabreichung von subcutanen Injektionen, und zwar in Wiederholung, bevorzugen, da einerseits Adrenalin schnell aus dem Organismus ausgeschieden wird und andererseits nach den Beobachtungen von Eckert die subcutane Verabreichung der intravenösen durch nachhaltige Wirkung überlegen ist. Eine möglichst ergiebige Dauerwirkung wird aber angestrebt. Vielfach werden auch die Dosen zu gering bemessen; letztere sind jedoch subcutan keineswegs so gefahrvoll wie auch Kirchheim[95]) betont, und andererseits bedingt Erhöhung der Dosen eine Zunahme der Dauer der Blutdruckerhöhung. Vielleicht kommen noch, wie einige Autoren glauben, gewisse entgiftende Wirkungen des Adrenalins zur Geltung. Nach Januschke[108]) ist eine scheinbar antitoxische Wirkung die Folge davon, daß durch die als Adrenalineffekt auftretende Gefäßverengerung das Gift langsam aufgesaugt wird. Plausibler erscheint die Auffassung Moltschanoffs[89]), daß eine entgiftende Wirkung indirekt durch Steigerung der Tätigkeit aller vom sympathischen Nerven versorgten Organe, so auch der Nebennieren, bewirkt wird. Bei alledem wird man aber auch nicht vergessen, daß die durch Adrenalin geförderte Contraction der Gefäße mit Steigerung des Blutdrucks dem Herzen mehr Blut zuführt und so auch die Leistungsfähigkeit dieses Organs hebt.

Durch die frühzeitige Adrenalindarreichung wird natürlich die Serumtherapie in keiner Weise berührt. Sie ist und bleibt auch fernerhin, wie bei der Diphtherie überhaupt, so auch hinsichtlich der Verhinderung von Herzstörungen bei dieser Erkrankung der Kernpunkt jeder rationellen Therapie, wie es der reiche, besonders in letzter Zeit geförderte Schatz klinischer Erfahrung uns lehrt, nur muß die antitoxische Behandlung möglichst früh, in kräftigen Dosen, und erforderlichenfalls mehrmals zur Anwendung gebracht werden. Indem wir durch Adrenalin eine Erholung geschädigter Nebennieren zu erneuter Funktion unterstützen und so zur Aufrechterhaltung bzw. Hebung der Kreislauftätigkeit beitragen, verlängern wir nicht nur das Leben des Kranken, sondern geben insbesondere dem Antitoxin Gelegenheit, in längerer Einwirkung das Toxin ausgiebiger zu binden, zu neutralisieren und die natürliche Widerstandskraft des Organismus, also auch der Nebennieren, mächtig zu fördern.

9. Bedeutung der Herzmuskelveränderungen für Spätlähmung. Elektrokardiographisches. Therapeutisches.

Wie verhält es sich nun mit der ursächlichen Begründung einer Kreislauflähmung, die nach dem 5. Krankheitstage, also nach der Zeit der günstigen Adrenalinwirkung, einsetzt? Man kann im allgemeinen sagen, daß von diesem Zeitpunkt ab die gute Wirkung dieses Medikaments proportional der Dauer der diphtherischen Erkrankung nachläßt. Dies beruht darauf, daß zu Beginn der Erkrankung die kausale Therapie und die vasoconstrictorische Wirkung ihren Einfluß vereint ausüben, während jetzt erstere mehr und mehr in den Hintergrund tritt und nur noch letztere Eigenart der Adrenalintherapie zur Geltung kommt. Nach den mannigfachen, besonders experimentellen Untersuchungen kann man annehmen, daß dort, wo Schädigungen der Nebennieren durch das Diphtherietoxin einsetzen, dies in der Regel sehr früh der Fall ist. Es würde dies also die klinische Beobachtung des Eintritts einer Nebenniereninsuffizienz auf dem Höhepunkt der Erkrankung bestätigen. Überdauert das Leben diese Etappe, so kommt es zur Rückbildung der Schädigungen in den Nebennieren oder doch zu einer gewissen Ruhepause daselbst, worauf auch die von Moltschanoff[89]) an den Nebennieren von Diphtherieleichen gesammelten Beobachtungen hinweisen, die von einer am 4. bis 6. Tage der Erkrankung besonders deutlichen Schädigung dieser Organe berichten, während am 8. bis 9. Tage der Prozeß zum Stillstand kommt.

Anderseits wissen wir aus den anatomischen Untersuchungen an Diphtherieherzen, daß Veränderungen am Herzmuskel anfangs fehlen oder unbedeutend sind und sich erst gegen Ende der 1. Woche mehr dokumentieren. Nur bei ganz schweren Fällen, die einer besonders schnellen deletären Wirkung des Diphtherietoxins ausgesetzt gewesen sind, werden wir hiermit, wie Bürger[7]) berichtet, etwa am 5. Krankheitstage, dann aber noch nicht so voll entwickelt, rechnen können. Diese Beobachtung deckt sich auch mit der klinischen Wahrnehmung auf hiesiger Station, daß der Endtermin der aussichtsreichen Adrenalinwirkung etwa der 4. oder 5. Krankheitstag ist. Es treten also die Erscheinungen am Herzen dann wachsend in den Vordergrund, wenn die Nebennierenveränderungen mehr in das Stadium der Restauration oder Ruhe hinübergleiten. In dieser Zeit des Überganges von Nebenniereninsuffizienz zur Herzinsuffizienz wird man, besonders zum Beginn dieser Epoche, hier und da ein Mitwirken der ersteren bei einer Kreislaufstörung allerdings nicht völlig ausschließen können.

Später wird man jedoch ein solches Ereignis in erster Linie auf ein direktes Versagen des Herzmuskels zurückführen müssen. Dies trifft besonders bei jener gefürchteten, ca. Ende der 2. Woche einsetzenden Kreislaufschwäche zu, da in dieser Zeit, wie allgemein anerkannt ist, die degenerativen Vorgänge am Herzen stark ausgeprägt sind. Es liegt ohne weiteres auf der Hand, daß ein Muskel mit so ausgedehnten Zerstörungen seiner contractilen Elemente, wie sie Eppinger[16]) und Bürger[7]) beschrieben haben, in seiner Leistungsfähigkeit auf das äußerste geschwächt ist und unter Umständen völlig versagen muß, zumal er, besonders bei vorhandener Dilatation, mit seinen schlaffen dünnen Wänden einer stärkeren Belastung in keiner Weise gewachsen ist. „Der Anblick dieser hochgradig erweiterten Herzen mit offenbar ganz dünn ausgezogener Muskulatur gibt eine eindrucksvolle Vorstellung von der Lebensgefahr, der solche Patienten durch drohende Herzlähmung ausgesetzt sind" (Dietlen). Es genügt jetzt ein an sich geringfügiger Anlaß, um eine Katastrophe herbeizuführen, die dann auch in der Regel durch eine sonst belanglose körperliche Mehrleistung, wie Aufrichten im Bett oder Aufstehen usw., ausgelöst wird. Dieser Vorgang wird je nach der Schwere der Läsionen im Herzmuskel und der ihm zugemuteten Arbeit ein definitiver oder vorübergehender sein, mehr plötzlich oder schleichend erfolgen. So wird der Kreislaufmotor akut versagen, wenn die von ihm geforderte Mehrleistung brüsk einsetzt und sein Leistungsvermögen wesentlich übertrifft, während dieser Vorgang sich dort langsamer abspielt, wo der Ansturm auf das Herz weniger heftig vor sich geht oder ihm, wenigstens zu Beginn, ein leistungsfähigerer Herzmuskel entgegensteht. Auf jeden Fall sind die schweren Veränderungen am Herzen hinreichend zur Erklärung einer postdiphtherischen Schwäche resp. Lähmung des Herzens, wie denn überhaupt in diesem Stadium der diphtherischen Erkrankung die Güte dieses Organes allein ausschlaggebend ist.

Gewisse Begleitsymptome des Kreislaufzusammenbruchs in dieser Krankheitsetappe erinnern zwar an Bilder, wie wir sie auch im Frühstadium sehen und dort als Folgen der Nebenniereninsuffizienz erklärt haben. Aus dieser Ähnlichkeit resultiert jedoch nicht ohne weiteres, daß auch im Spätstadium der Erkrankung Herzlähmungen durch einen Ausfall der Nebennierenfunktion bedingt sind. Es ist vielmehr wahrscheinlich, daß diese für Toxine höchst empfänglichen Organe nur zu der Zeit geschädigt werden, in der das Toxin seine stürmischen Angriffe auf sie richtet. Dies ist aber das Fieberstadium zu Beginn der Erkrankung. Mit dem Abklingen dieser Etappe erreicht auch die eigentliche toxische Einwirkung auf die Nebennieren ihr Ende. Hierfür sprechen auch die Beobachtungen Moltschanoffs. Eine Mitwirkung dieser Drüsen bei einer in späterer Zeit eintretenden Herzlähmung ist höchstens insofern nicht ausgeschlossen, als die im toxischen Stadium der Erkrankung geschädigten Nebennieren durch eine gewisse Einbuße ihrer Funktionstüchtigkeit, die je nach dem Grade irreparabler Veränderungen in ihnen verschieden sein wird, auf die Dauer nicht genügend entgiftend und Herz und Gefäße stimulierend mitwirken können. Wenn auch aus dieser Auffassung heraus die Ähnlichkeit mancher Symptome mit denjenigen der Frühlähmung erklärlich scheinen könnte, so liegt es doch näher, diese durch eine mangelhafte Blutverteilung als Folge der Kreislaufschwäche zu motivieren. Die Blässe der Haut würde dann in einer lokalen Blutleere und Erbrechen sowie Schlafsucht durch eine solche im Gehirn begründet sein. Eine mangelhafte Tüchtigkeit der Nebennieren wird beim Versagen der treibenden Kraft des Kreislaufs in dieser Zeit mehr verschlimmernd mitwirken, aber vielleicht weniger bei akuter Kreislaufschwäche als bei der Ausbildung einer langsam zunehmenden Insuffizienz.

Elektrokardiographisches.

Um einen Einblick in die Tätigkeit von Herzen zu gewinnen, deren Träger einige Zeit zuvor eine schwere diphtherische Erkrankung überstanden und die dabei selbst Krankheitssymptome gezeigt hatten, wurden auf der unter Dr. Bornsteins Leitung stehenden chemisch-physiologischen Abteilung des hiesigen Krankenhauses von mir verschiedene Patienten nachuntersucht, die 6 bis 12 Monate zuvor auf der Diphtheriestation behandelt worden waren. Es wurde hierbei der Elektrokardiograph als diagnostisches Hilfsmittel herangezogen.

Neben einer durch die sonstige Untersuchung nachweisbaren Labilität des Herzens (Irregularität, Tachykardie, schneller Wechsel des Pulses bei Bewegungen, Wechsel der Gesichtsfarbe usw.), Dyspnoe schon bei leichteren körperlichen Anstrengungen und Vergrößerung der Herzdämpfung ließ auch das Elektrokardiogramm eine Beeinträchtigung des Cor insofern erkennen, als das Verhältnis der einzelnen Zacken zueinander im allgemeinen zwar gut, diese selbst aber insgesamt etwas niedrig waren. Hierin erblicke ich den Ausdruck einer Funktionsschwäche, einer Hypodynamie, insofern die Energie des Muskels eine zu geringe war, um genügend elektrischen Strom zu erzeugen. Es sei hinzugefügt, daß in diesen Fällen mit herabgesetzter Muskelkraft sich CO_2-Bäder von günstigem Einfluß erweisen, insofern nach Beobachtungen während meiner früheren badeärztlichen Praxis in dem Kohlensäure-Sol-Thermalbad Salzuflen bei Verwendung geeigneter Badeformen die Zacken erhöht werden.

Als Typ des oben Ausgeführten diene unter der Zahl derartiger Kurven die nebenstehende Abb. 1.

Eine andere Kurve (Abb. 2) hingegen, die an sich das Bild einer Mitralinsuffizienz wiedergibt, deutet auf einen gut funktionierenden Herzmuskel hin. Es handelt sich um eine Patientin, die an einer ziemlich schweren Diphtherie erkrankt gewesen war und anschließend mancherlei Beschwerden und Erscheinungen aufwies, von denen nicht sicher war, ob sie auf das Konto der überstandenen diphtherischen Erkrankung, besonders einer hierauf basierenden Schädigung des Herzens, oder auf eine nervös-hysterische Grundlage bezogen werden mußten. Das Elektro-

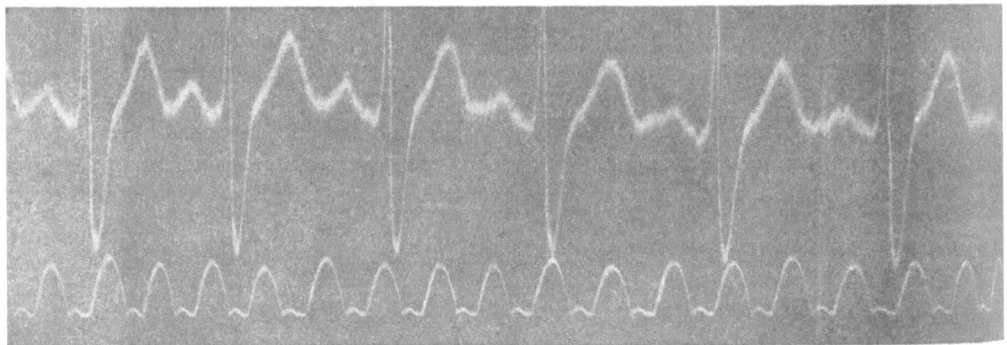

Abb. 2.

kardiogramm belehrt uns insofern, als es keine Anzeichen einer besonderen Schädigung des tätigen Herzmuskels, abgesehen von dem Mitralfehler, zu erkennen gibt und damit sich für die andere Annahme ausspricht, zumal auch eine dauernde Tachykardie, wie man sie bei nervösen Frauen antrifft, unverkennbar ist.

Des ferneren ergibt sich aus dieser Kurve, daß ein schon bestehender Herzfehler bei einer hinzutretenden Diphtherieinfektion nicht ohne weiteres eine ungünstige Prognose bedingt, wie schon Schmaltz[5]) an der Hand klinischer Beobachtung hervorgehoben hat. Zur Erklärung dieses Umstandes diene folgende Betrachtung. Die durch einen Herzfehler — im vorliegenden einen Mitralfehler — bedingten Widerstände im Kreislauf werden durch stärkere Arbeit des Herzmuskels ausgeglichen, der hierbei hypertrophiert. Auch der Sport zeigt uns, daß ein Herzmuskel durch Mehrleistung zur Überwindung der bei dieser Betätigung auftretenden Widerstände im Kreislaufsystem hypertrophisch wird, und zwar ist dies keineswegs ein Ausdruck von Schwächung des Herzmuskels, sondern letzterer gewinnt vielmehr durch die Volumenzunahme wie jeder andere

Zur Frage der Entstehung diphtherischer Zirkulationsstörungen. 343

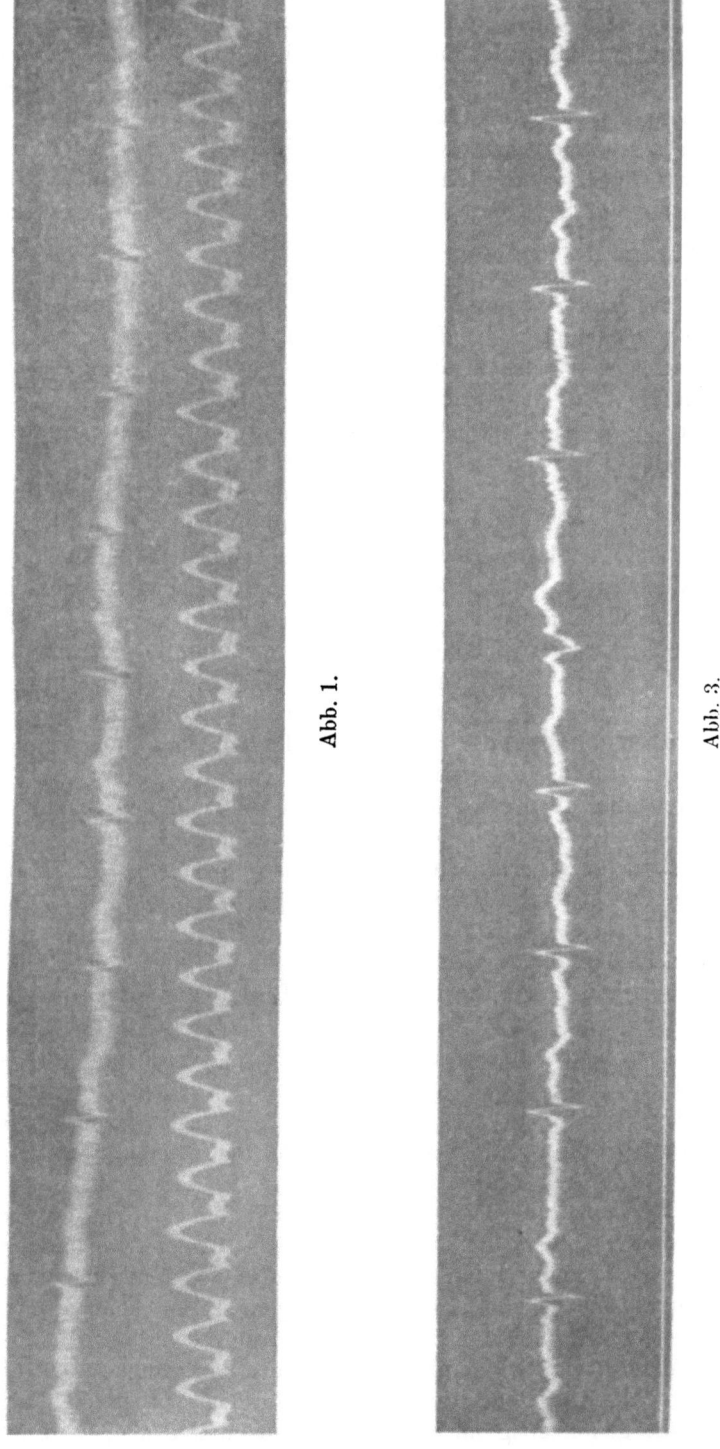

Abb. 1.

Abb. 3.

mehr arbeitende Muskel an Energie. Ein durch verstärkte Arbeit hypertrophischer Muskel ist leistungsfähiger als ein Muskel in anderem Zustande und wird daher auch bei auf ihn einwirkenden Schädigungen weniger leicht als dieser versagen, vorausgesetzt, daß die Hypertrophie noch nicht so groß ist, daß die Gefahr baldiger Dilatation besteht. Aus dieser gesteigerten Leistungsfähigkeit eines durch einen Herzfehler vorteilhaft hypertrophierten Herzmuskels läßt sich die obenerwähnte Beobachtung miterklären, wofür auch unser Elektrokardiogramm gewisse Hinweise gestattet.

Während diejenigen Kurven, als deren Typ Abbildung 1 wiedergegeben ist, schon überwiegend mehr oder minder deutliche Zeichen von Beeinträchtigung der Funktionstüchtigkeit des Herzens erkennen lassen, sei hier noch ein Elektrokardiogramm gebracht, das geradezu beweisend für die Beeinträchtigung des Herzmuskels ist (Abb. 3).

Wir sehen hier das Bild einer perpetuierlichen Irregularität, bei der teilweise die Vorhoftätigkeit erhalten ist, teilweise nur als Vorhofflimmern zum Ausdruck kommt. In der Mitte der Kurve finden wir eine ventrikuläre Extrasystole, deren Form andeutet, daß hier der Reizursprung im Reizleitungssystem des Ventrikels zu suchen ist. Derartige Allodromien sind häufig mit perpetuierlicher Irregularität verbunden, die, wie schon Riegel[109]), Maixner[110]) u. a. betonten, sich meist mit schweren myokarditischen Prozessen verknüpft. Kluge[111]) äußert sich hinsichtlich der Störungen der Herztätigkeit nach Diphtherie in dem Sinne, daß Extrasystolen für myokarditische Prozesse sprechen und der Ausdruck tiefgehender Schädigung des Herzens sind. Noch ernster sieht er Arhythmia perpetua an.

Soweit die an Zahl allerdings nicht sehr umfangreichen und hier nur in Auswahl wiedergegebenen elektrokardiographischen Untersuchungen eine Schlußfolgerung über den Ausgangspunkt von Zirkulationsstörungen im späteren Stadium der Diphtherie zulassen — denn um solche handelt es sich bei den untersuchten Fällen —, wird man in ihnen mit einen Beweis dafür erblicken können, daß die Grundlage für derartige Störungen in erster Linie eine Affektion des Herzmuskels ist.

Daneben ist allerdings eine gleichzeitige Schädigung nervöser Elemente denkbar. Es hat jedoch den Anschein, daß den hieraus sich ergebenden Störungen mehr die Rolle einer Verschlimmerung des Gesamtzustandes zukommt, insofern sie von ungünstigem Einfluß auf das Herz sind und besonders durch Störung des Rhythmus dem Herzen die Arbeit erschweren. Dies schließt natürlich nicht aus, daß gelegentlich schwere Läsionen im kardialen nervösen Apparat bei einem sonst vielleicht noch nicht völlig insuffizienten Herzen mit eine wesentliche Rolle bei diphtherischen Kreislaufstörungen spielen können.

Eine ähnliche Stellung hatten wir auch dem Reizleitungssystem für die Mitwirkung bei derartigen Zirkulationsstörungen zuerkannt. Je nach dem Umfang der Läsionen des Bündels, vornehmlich aber derjenigen, die gleichzeitig im Herzmuskel vorhanden sind, wird auch von dieser Seite in hierfür in Betracht kommenden Fällen ein gewisser schädigender Einfluß auf den weiteren Verlauf nicht immer auszuschließen sein.

Man wird im allgemeinen sagen können, daß bei den im Gefolge der Diphtherie auftretenden Zirkulationsstörungen im Frühstadium eine Nebenniereninsuffizienz ätiologisch in Betracht kommt, während dann im weiteren Verlauf nach einem kurzen Übergang eine Erkrankung des Herzmuskels ursächlich in den Vordergrund tritt. Bei letzterer werden eine schon in der Frühzeit der diphtherischen Erkrankung verursachte Nebennierenschädigung oder ein Ergriffensein des Reizleitungssystems wie eine Affektion des kardialen nervösen Systems besonders bei der Verschlimmerung einer Kreislaufschwäche nachteilig mitwirken können.

Therapeutisches.

Aus der veränderten Ätiologie einer Kreislaufschwäche im Spätstadium gegenüber derjenigen im Frühstadium, besonders aber auf Grund der eigenartigen Läsionen des Myokard ergeben sich mannigfache Gesichtspunkte für die Therapie in der späteren Epoche der diphtherischen Erkrankung. Adrenalin, jetzt angewandt, wirkt nicht mehr kausal, sondern lediglich als Vasoconstrictor, indem es durch Verengerung der peripheren Gefäße den Blutdruck in die Höhe treibt. Die hierdurch vermittelte Drucksteigerung ist zwar geeignet, den Kreislauf für einige Zeit wieder auf ein gewisses Niveau zu heben, ist jedoch hierbei davon abhängig, inwieweit der Herzmuskel in der Lage ist, die Arbeitsleistung aufrecht zu erhalten, die ihm aus der Überwindung der durch die contrahierten Gefäße vermehrten Widerstände im Kreislauf erwächst. Eine Adrenalindarreichung ist also bei der durch sie bedingten Drucksteigerung im Gefäßsystem und hieraus resultierenden Belastung eines bereits geschädigten Herzens nicht völlig gefahrlos. Hierauf weisen jene Zufälle hin, die gelegentlich bei der Diphtheriebehandlung im hiesigen Krankenhaus beobachtet worden sind. Es zeigte sich zuweilen nach einer Adrenalininjektion ein auffallend harter Puls mit Erbleichen, Erbrechen, kurzum ein recht bedrohlicher Zustand, der auf den ersten Blick den Anschein erweckte, als ob der Ausgang, den man vermeiden wollte, durch diese Therapie eher noch beschleunigt wurde. Erst mit dem Abklingen der hämodynamischen Wirkung des Adrenalins ließen die beängstigenden Erscheinungen nach. Der Eindruck war der, daß eine schnelle und intensive Belastung eines nicht völlig leistungsfähigen Herzens auf dieses wie ein Keulenschlag gewirkt hatte. Man wird daher bei der Anwendung des Adrenalins in der Spätzeit der diphtherischen Erkrankung eine gewisse Vorsicht beobachten müssen.

Weniger ausdrucksvoll nach dieser Richtung, also günstiger, offenbarte sich die Wirkung des Pituitrins, eines Hypophysenextraktes, der bisher vornehmlich in der Geburtshilfe als Wehenmittel Verwendung gefunden hat, aber auch eine blutdrucksteigernde Komponente in sich schließt.

Letztere Eigenschaft führte weiterhin zur Empfehlung dieses Mittels bei toxischer Blutdrucksenkung infolge von Infektionskrankheiten, so auch bei Diphtherie (Gaisböck[99], Kepinow[112], Willebrand[113]. Mohr[114] u. a.). Mohr spricht ihm sogar noch eine stärkere Einwirkung auf den Blutdruck als dem Adrenalin zu. Zur Beurteilung der Kreislaufwirkung des Pituitrins diene folgende auf der hiesigen Diphtheriestation angestellte Beobachtung.

In einem Falle mit schwerer Diphtherie, der allerdings verspätet eingewiesen wurde, bestand trotz wiederholter Anwendung des Heilserums (10000 I.-E. und 6000 I.-E.) und Darreichung von Adrenalin, Campher, Digitalis, Strychnin eine dauernde Tendenz zum Sinken des Blutdrucks. Letzterer betrug am:

16. X. 11^{00} a. m. = 77 mm Hg. Beginn der Pituitrindarreichung
16. X. 12^{15} a. m. = 110 „ „
17. X. 11^{50} a. m. = 105 „ „
17. X. 5^{20} p. m. = 105 „ „
18. X. 5^{55} p. m. = 105 „ „
19. X. 6^{40} p. m. = 87 „ „
20. X. 10^{35} a. m. = 89 „ „
21. X. 9^{45} a. m. = 85 „ „

Jetzt anhaltendes Sinken und Exitus am Abend.

Es wurde täglich Pituitrin verabfolgt, an den letzten Tagen noch die sonst üblichen Excitantien. Der Anstieg des Blutdrucks zeigte am Kranken keineswegs die Erscheinungen einer jähen Steigerung, vielmehr hatte man in diesem Falle wie auch bei sonstigen Beobachtungen dieser Art durchaus den Eindruck, daß eine zunehmende Belastung des Herzens langsamer erfolgt und das Herz sich ihr infolgedessen gut anpaßt. Besonders bemerkenswert ist das längere Verweilen des Blutdrucks auf einem leidlichen Niveau; dies ist aber um so bedeutungsvoller, da die sonst üblichen Cardiaca und Tonica, auch Adrenalin, zu dieser Leistung nicht mehr imstande gewesen waren. Die einige Zeit vorhaltende gute, das Herz nicht zu sehr belastende Wirkung läßt daher das Pituitrin bei Diphtherie zur Belebung des Kreislaufs dort angezeigt erscheinen, wo der Krankheitsprozeß eine stärkere Schädigung des Herzens vermuten läßt, womit man im Spätstadium dieser Erkrankung aber mehr oder weniger immer rechnen muß. Natürlich handelt es sich hier nicht um ein Heilmittel, sondern mehr um ein Reizmittel, das allerdings wohl geeignet ist, den völligen Zusammenbruch des Kreislaufs. wenigstens für einige Zeit, hintenan zu halten. Hierdurch wird dem Organismus noch eine Chance zur Erholung gegeben, indem durch die als Folge der Drucksteigerung im Gefäßsystem eintretende bessere Durchblutung des Herzens die Energie dieses Organes gehoben und ebenso die Blutversorgung in anderen lebenswichtigen Zentren gefördert wird.

Es ist unbedingt erforderlich, sich bei jedem Eingriff in der Zeit der postdiphtherischen Myokarditis daran zu erinnern, daß schwere Schädigungen des Herzmuskels vorliegen können. Man wird sich hierbei auch darüber Rechenschaft ablegen, daß ein besonders in seinen contractilen Elementen so schwer veränderter Muskel an sich schon wenig zu Mehrleistungen geeignet ist und ihm daher im allgemeinen Medikamente nicht allzuviel Unterstützung gewähren. Hierin liegt zwar nicht die Notwendigkeit, auf Cardiotonica völlig zu verzichten, aber man wird die Erwartungen nicht zu hoch spannen und besondes bei Vasomotorenmitteln sehr vorsichtig sein. Die beste Einwirkung auf den Herzmuskel zur Erhaltung seiner Kraft wurde unter diesen Umständen im hiesigen Krankenhaus noch unter strenger, längere Zeit durchgehaltener Bettruhe und bei Verabfolgung von Alkohol gesehen. Gelegentlich schien es auch, als ob eine schon in der Frühzeit beginnende, wochenlang andauernde Strychnindarreichung von günstigem Erfolg für die spätere Leistungsfähigkeit des Herzens begleitet war.

10. Schluß.

Die im Kreislaufsystem sich abspielenden Vorgänge richten an uns die ernste Mahnung, stets dessen eingedenk zu sein, daß Herz und Gefäße im Entscheidungskampf zwischen Organismus und Diphtherietoxin von ausschlaggebender Bedeutung sind. Eine strenge Überwachung und dauernde Kontrolle des Gesamtkreislaufes ist daher eine zwingende Notwendigkeit. Richtige Würdigung der ursächlichen Momente und entsprechende Einschätzung der einzelnen klinischen Symptome, wie wir sie besonders bei Schmaltz besprochen finden, geben uns die Richtschnur für unser therapeutisches Handeln und sichern uns, besonders in der späteren Zeit der Erkrankung, vor Überraschungen. Sorgfältige Beobachtung der in dieser Periode hinzutretenden, sonst belanglos scheinenden Symptome und das Bewußtsein, daß selbst an sich geringfügige Störungen im Krankheitsverlauf ein prämonitorisches Zeichen einer drohenden Herzparalyse sein können, werden dann dazu führen, daß ein Exitus ohne Vorboten, über den vielseitig geklagt worden ist, immer mehr auch dort zu den Seltenheiten gehört, wo eine Katastrophe gelegentlich besonders plötzlich hereinbricht. Die Gefahr eines Versagens der Kreislauftätigkeit besteht aber noch lange nach dem Abklingen der eigentlichen diphtherischen Erkrankung, wie bereits Leyden[4]), Unruh[44]) und später besonders Schmaltz[5]), Veronese[42]), Romberg[1,6]), Förster[115]) u. a. hervorgehoben haben. Selbst nach einem recht beträchtlichen Zeitraum kann ein durch eine überstandene diphtherische Erkrankung geschädigtes Herz noch Zeichen verminderter Leistungsfähigkeit erkennen lassen, wie auch die Ergebnisse der angeführten elektrokardiographischen Untersuchungen erneut bestätigen. Es muß sogar höchst zweifelhaft erscheinen, ob ein Herzmuskel, der ausgedehnte Zerstörungen und Unterbrechungen innerhalb seiner contractilen Elemente erfahren hat, jemals wieder völlig funktionstüchtig wird, denn ein Zerfall der Muskelfasern mit Lückenbildung wird auf die Arbeit des Herzens dauernd nachteilig wirken, zumal eine völlige Regeneration hier so gut wie ausgeschlossen ist. Ebenso dürften Dilatationen, die eine so eigenartige Entstehungsweise und Hartnäckigkeit aufweisen, wie es bei denjenigen im Gefolge der Diphtherie der Fall ist, wohl nie wieder völlig zur Norm zurückgehen. Selbst das Fehlen eines physikalischen Befundes nach dieser Richtung garantiert keineswegs ein voll leistungsfähiges Cor. Derartige Herzen werden bei erneuten Infektionen oder sonstigen Zuständen, die eine verstärkte Arbeit des Herzmuskels verlangen, ihren Träger stets in große Lebensgefahr bringen.

Inhalt des III. Bandes.

IV u. 628 S. gr. 8°. Preis M. 18,—; in Halbleder gebunden M. 20,50.

Die Polyurien. Von Prof. Dr. S. Weber und Dr. O. Groß.
Herzmasse und Arbeit. Von Prof. Dr. J. Grober.
Die Indikationen der Karlsbader Kur bei den Erkrankungen der Leber und der Gallenwege. Von Dr. S. Lang.
Die kardiale Dyspnoe. Von Privatdozent Dr. V. Rubow.
Die Lumbalpunktion. Von Privatdozent Dr. Ed. Allard.
Physiologie und Pathologie des Fettstoffwechsels im Kindesalter. Von Dr. W. Freund.
Die Anämien im Kindesalter. Von Dr. Hermann Flesch.
Die Entstehung der Lebercirrhose nach experimentellen und klinischen Gesichtspunkten. Von Privatdozent Dr. F. Fischler.
Funktion und funktionelle Erkrankungen der Hypophyse. Von Dr. L. Borchardt.
Über die Störungen der Stimme und Sprache. Von Prof. Dr. Hermann Gutzmann.
Über Neurasthenie. Von Privatdozent Dr. Otto Veraguth.
Störungen der Synergie beider Herzkammern. Von Privatdozent Dr. Dimitri Pletnew.
Die biologische Bedeutung der Lipoidstoffe. Von Prof. Dr. Ivar Bang.
Kretinismus und Mongolismus. Von Professor Dr. Wilhelm Scholz.
Über die Anfänge der kindlichen Epilepsie. Von Dr. Walther Birk.
Autorenregister und Sachregister.

Inhalt des IV. Bandes.

IV u. 588 S. gr. 8°. Preis M. 23,—; in Halbleder gebunden M. 25,60.

Störungen der äußeren Atmung. Von Dr. Ludwig Hofbauer. (Mit 8 Abbildungen.)
Die vorzeitige Geschlechtsentwicklung. Von Dr. R. Neurath.
Entwicklung und gegenwärtiger Stand der Anschauungen über heredo-familiäre Nervenkrankheiten. Von Privatdozent Dr. Robert Bing. (Mit 3 Abbildungen.)
Die Tuberkulose der Säuglinge. Von Dr. Otto Aronade. (Mit 5 Abbildungen.)
Über Genickstarre. Von Professor Dr. F. Göppert. (Mit 7 Abbildungen.)
Die Choleraepidemie in St. Petersburg im Winter 1908/1909. Von Prof. Dr. N. Tschistowitsch. (Mit 2 Abbildungen.)
Beriberi und Kakke. Von Professor Dr. Kinnosuke Miura. (Mit 4 Abbildungen.)
Die praktischen Ergebnisse der Serodiagnostik der Syphilis. Von Oberarzt Dr. Julius Citron. (Mit 3 Abbildungen.)
Die pathologische Anatomie der rachitischen Knochenerkrankung mit besonderer Berücksichtigung der Histologie und Pathogenese. Von Prof. Dr. G. Schmorl. (Mit 6 Taf.)
Die Röntgenuntersuchung des Magens und ihre diagnostischen Ergebnisse. Von Privatdozent Dr. G. Holzknecht und Dr. S. Jonas. (Mit 13 Textabbildungen und 2 Tafeln.)
Über Ursachen und Wirkungen der Fiebertemperatur. Von Privatdoz. Dr. H. Lüdke.
Die diätetische Behandlung der Nierenentzündungen. Von Dr. F. Widal, Professeur agrégé à la Faculté de Médecine de Paris, Membre de l'Académie de Médecine, Médecin de l'Hôpital Cochin, und Dr. A. Lemierre, Ancien Interne des Hôpitaux de Paris.
Physiologie des Magen-Darmkanales beim Säugling und älteren Kind. Nachtrag zu der Arbeit von A. Uffenheimer im II. Bande.
Autorenregister und Sachregister.

Inhalt des V. Bandes.

IV u. 555 S. gr. 8°. Preis M. 18,—; in Halbleder gebunden M. 20,50.

Die Mechanik der Herzklappenfehler. Von Privatdozent Dr. Ed. Stadler.
Über Lungenbrand. Von Oberarzt Dr. K. Kißling. (Mit 17 Textabbildungen und 2 Tafeln.)
Die Prognose der angeborenen Syphilis. Von Privatdozent Dr. Karl Hochsinger.
Die chronische Obstipation. Von Dr. Oscar Simon.
Die Biologie der Milch. Von Dr. J. Bauer. (Mit 1 Abbildung.)
Der „habituelle Icterus gravis" und verwandte Krankheiten beim Neugeborenen. Von Privatdozent Dr. W. Knoepfelmacher.
Ergebnisse und Probleme der Leukämieforschung. Von Privatdozent Dr. O. Naegeli.
Die klinischen Erscheinungsformen der motorischen Insuffizienz des Magens. Von A. Mathieu und Dr. J. Ch. Roux. (Mit 2 Abbildungen.)
Die Röteln. Von Dr. B. Schick. (Mit 7 Abb.)
Über infantilen Kernschwund. Von Privatdozent Dr. J. Zappert.
Über die Beziehungen der technischen und gewerblichen Gifte zum Nervensystem. Von Professor Dr. Heinrich Zangger.
Über Nephritis nach dem heutigen Stande der pathologisch-anatomischen Forschung. Von Privatdozent Dr. M. Löhlein.
Allergie. Von Professor Dr. C. Freiherr v. Pirquet. (Mit 30 Abbildungen.)
Autorenregister und Sachregister.

Inhalt des VI. Bandes.

IV u. 674 S. gr. 8°. Preis M. 22,—; in Halbleder gebunden M. 24,60.

Lungendehnung und Lungenemphysem. Von Professor Dr. N. Ph. Tendeloo. (Mit 9 Abb.)
Allgemeine Diagnose der Pankreaserkrankungen. Von Privatdozent Dr. Karl Glaeßner.
Die Frage der angeborenen und der hereditären Rachitis. Von Privatdozent Dr. Emil Wieland.
Warum bleibt das rachitische Knochengewebe unverkalkt? Von Dr. Friedrich Lehnerdt.
Die klinische Bedeutung der Eosinophilie. Von Privatdozent Dr. Carl Stäubli. (Mit 6 Textabbildungen und 1 Tafel.)
Chlorom. Von Dr. Heinrich Lehndorff.
Krankheiten des Jünglingsalters. Von Prof. Dr. F. Lommel.
Über den „Hospitalismus" der Säuglinge. Von Dr. Walther Freund. (Mit 14 Abb.)
Die Sommersterblichkeit der Säuglinge. Von Oberarzt Dr. Hans Rietschel. (Mit 25 Abb.)
Die chronische Gastritis, speziell die zur Achylie führende. Von Prof. Dr. Knud Faber.
Zur Differentialdiagnose pseudoleukämieartiger Krankheitsbilder im Kindesalter. Von Dr. Erich Benjamin.
Der Mongolismus. (Mit 23 Abb.)
Myxödem im Kindesalter. Von Prof. Dr. F. Siegert. (Mit 24 Abb.)
Autorenregister und Sachregister.

Inhalt der Bände VII bis X siehe Rückseite.

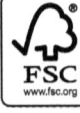

If you have any concerns about our products,
you can contact us on
ProductSafety@springernature.com

In case Publisher is established outside the EU,
the EU authorized representative is:
**Springer Nature Customer Service Center GmbH
Europaplatz 3, 69115 Heidelberg, Germany**

Printed by Libri Plureos GmbH
in Hamburg, Germany